Orthodontic Management of the Developing Dentition: An Evidence-Based Guide

儿童牙列发育的正畸管理
循证治疗指南

主　编　［英］Martyn T. Cobourne

主　译　张卫兵

副主译　潘永初　　王　华　　米丛波

译　者　孙　莲　　李文磊　　徐海洋

　　　　朱　正　　蒋圆圆　　汝一雯

　　　　鲁琦澔　　王佳璐　　申富龙

　　　　薛曼玲　　叶俊杰　　孙　嵘

　　　　仲伟洁

U0377056

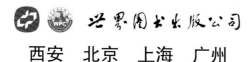

西安　北京　上海　广州

图书在版编目（CIP）数据

儿童牙列发育的正畸管理：循证治疗指南 /（英）马丁·T.考伯尼（Martyn T. Cobourne）主编；张卫兵主译 . —西安：世界图书出版西安有限公司，2021.6
书名原文：Orthodontic Management of the Developing Dentition: An Evidence-Based Guide
ISBN 978-7-5192-8156-4

Ⅰ.①儿… Ⅱ.①马… ②张… Ⅲ.①儿童—牙列—发育 ②儿童—口腔正畸学 Ⅳ.① R322.4 ② R783.5

中国版本图书馆 CIP 数据核字（2021）第 076120 号

First published in English under the title
Orthodontic Management of the Developing Dentition; An Evidence-Based Guide
edited by Martyn T. Cobourne, edition: 1
Copyright © 2017 Springer International Publishing AG
This edition has been translated and published under licence from
Springer International Publishing AG, part of Springer Nature.

书　　名	儿童牙列发育的正畸管理：循证治疗指南	
	ERTONG YALIE FAYU DE ZHENGJI GUANLI: XUNZHENG ZHILIAO ZHINAN	
主　　编	［英］马丁·T.考伯尼	
主　　译	张卫兵	
责任编辑	马元怡	
装帧设计	新纪元文化传播	
出版发行	**世界图书出版西安有限公司**	
地　　址	西安市高新区锦业路 1 号都市之门 C 座	
邮　　编	710065	
电　　话	029-87214941　029-87233647（市场营销部）	
	029-87234767（总编室）	
网　　址	http://www.wpcxa.com	
邮　　箱	xast@wpcxa.com	
经　　销	新华书店	
印　　刷	西安牵井印务有限公司	
开　　本	787mm×1092mm　1/16	
印　　张	11	
字　　数	220 千字	
版次印次	2021 年 6 月第 1 版　2021 年 6 月第 1 次印刷	
版权登记	25-2018-107	
国际书号	ISBN 978-7-5192-8156-4	
定　　价	138.00 元	

医学投稿　xastyx@163.com ‖ 029-87279745　029-87279675
☆如有印装错误，请寄回本公司更换☆

原著作者

Maisa Seppala

Martyn T. Cobourne

Anthony J. Ireland

Fraser McDonald

Rebecca John

Jonathan R. Sandy

Gavin J. Mack

Helen Tippett

Sirpa Arte

Wael Awadh

Pekka Nieminen

David P. Rice

Jadbinder Seehra

Serpil Djemal

Shruti Patel

Philip E. Benson

Nicola A. Parkin

Andrew DiBiase

Paul Jonathan Sandler

Simon J. Littlewood

Jayne E. Harrison

译者序

儿童牙列发育是一个复杂且漫长的过程，经历乳牙列、替牙列和恒牙列，牙齿在精确的分子调控下在恰当的时间达到恰当的位置，发挥呼吸、吞咽和咀嚼等口腔功能。然而在此过程中，不良习惯，龋病，外伤，异常的牙齿发育（多生牙、阻生牙、牙发育不全）和异常的颌骨发育等均会导致异常的牙列发育。因此，为了形成排列整齐的牙齿，或者减小恒牙期正畸治疗的难度，正畸医师在牙列发育过程中进行适当的早期牙列管理，即运用牙列和颌骨的发育知识，消除不利于牙列发育的因素，发挥生长发育潜力，引导正确的牙列发育方向，最终形成协调美观稳定的牙列。

本书主编 Martyn T. Cobourne 博士长期从事颅面部早期发育过程的研究，具有丰富的牙列发育相关理论和临床实践经验。在他的带领下，一支具有丰富错𬌗畸形管理经验的作者团队，基于医生经验及大量高质量的循证医学的研究数据，本着为正畸医生解答诊疗过程中可能遇见的各类牙列发育问题的目标，编写了《儿童牙列发育的正畸管理：循证治疗指南》一书。

本人非常荣幸主持本书的翻译工作，以期为国内同行介绍循证医学证据支持下的儿童牙列发育管理指导方法，推动国内早期牙列发育正畸管理工作的普及。本书首先阐述了正常牙列发育过程以及早期间隙丢失的处理；然后介绍与混合牙列相关的局部问题，包括牙齿发育不全、多生牙、牙外伤、阻生上前牙和阻生上尖牙；最后介绍了Ⅱ类和Ⅲ类不调以及横向不调的阻断治疗，这些内容基本涵盖了牙列发育过程中会遇到的各类问题。本书作为一本临床指南，既有针对一类问题的治疗方案的指导，同时兼具治疗细节的介绍，不失为一本实用的临床参考书。

感谢国家临床重点专科南京医科大学附属口腔医院正畸科的医师和研究生参与本书的翻译，感谢编辑在本书翻译和校对过程中的辛勤付出，也感谢南京医科大学口腔医学院的大力支持，限于学识能力的有限，翻译稿若有错漏之处，敬请读者给予批评指正。

张卫兵

2021 年于南京

前　言

　　牙列发育的管理已经成为正畸医生的基本工作。乳牙列到恒牙列的过渡阶段变化多端而非一成不变，多数局部或者普遍的问题都会在这个发育阶段出现。然而，在这一发育阶段，遵从循证医学的原则，许多高质量的数据有助于我们做出正确决策。

　　本书提供了正畸医生可能临床上会遇见的各种有关牙齿发育的信息。首先全面回顾了牙列的正常发育过程以及包括拔除第一恒磨牙在内的早期间隙丧失的管理。然后介绍了混合牙列相关的局部问题，包括牙发育不全、多生牙、外伤牙及阻生上切牙和阻生上尖牙。其他章节介绍了Ⅱ类和Ⅲ类错𬌗的阻断治疗和宽度不调的问题。

　　所有的章节都由国际知名专家团队撰写，这些作者在错𬌗畸形的管理方面具备丰富的专业知识，在许多案例，进行高质量临床试验，调查错𬌗畸形的治疗干预措施有效性，获得了第一手的经验。本书的题目表明这是一本基于证据而编写的书，实际上它在一些内容上的确如题所言。特别是，本书囊括了管理阻生上颌尖牙以及Ⅱ类和Ⅲ类错𬌗的最佳实践知识的最新进展。然而，仍有许多常见的临床问题影响发育中的牙列，目前只有一些回顾性的临床经验来提醒医生。在用适当的方法学研究这些干预方式还有许多的工作需要做。与此同时，这本书将为您提供现有的关于牙列发育管理的最佳证据。

Martyn T. Cobourne

写于英国伦敦

目 录

第 1 章

牙列的发育

Maisa Seppala, Martyn T. Cobourne

● 摘　要

　　呼吸、吞咽、语言和咀嚼是口腔的主要功能。人类已经进化出能够有效地承担功能的牙列，通过不同大小和形状的牙齿以及乳恒牙列的替换，确保成人获得最佳的口腔空间和咬合关系。牙齿形成于胚胎发育第 6 周，并受到分子信号的调控，确保正确的牙齿在正确的时间和位置上发育。第一颗乳牙在出生后 6 个月开始萌出，随着牙列发育和面部生长，直至最后一颗恒牙（第三磨牙）约在 19 岁萌出，恒牙列发育完成。但是，即使恒牙列发育完成，在后期面部发育过程中，牙槽骨发育、牙齿萌出后的伸长以及咬合力的作用下，咬合的改变持续进行。

牙列的发育

　　人类牙列在胚胎期开始形成，出生后发育的特征是从乳牙列到恒牙列的过渡。乳牙列每个象限包括两颗乳切牙、一颗乳尖牙和两颗乳磨牙，而恒牙列包括继替的切牙、尖牙、前磨牙和另外的恒磨牙（图 1.1）。

胚胎期牙列发育

　　胚胎发育的前 3 个月是形成面部结构的关键时期，面部结构来源于 5 个基本的突起：一对下颌突、一对上颌突及前鼻突[1]。这些面部突起的口腔表面为牙列的发育提

M. Seppala • M.T. Cobourne (✉)

Department of Orthodontics, Craniofacial Development and Stem Cell Biology,

King's College London Dental Institute, London SE1 9RT, UK

e-mail: martyn.cobourne@kcl.ac.uk

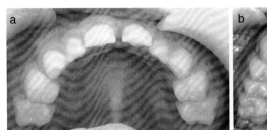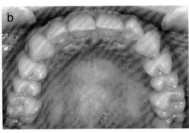

图 1.1　人类牙列发育是从乳牙列向恒牙列转变的过程。乳牙列每个象限包括两颗乳切牙、一颗乳尖牙和两颗乳磨牙（a），而成人颌骨容纳尖牙和第一磨牙间的两个前磨牙，还有第三磨牙（b）

供平台，下牙列由起源于下颌突的组织复合物形成；上切牙来源于前鼻突，上牙列除切牙以外均来源于上颌突。妊娠 6 周左右早期口腔内形成的马蹄形上皮增厚标志着牙齿发育的开始。随后，这个连续的上皮带分裂成外前庭和内牙板，前者产生嘴唇和前庭，而后者形成牙釉质 [2-3]。

牙齿发育的分子基础概述

　　牙齿和毛发、汗腺、指甲一样，均是上皮附属物，在发育过程中的形态和分子阶段有许多相似之处。他们的生长依赖于分泌的信号分子介导的上皮间充质相互作用，这反过来又诱导多个转录因子的表达，这些信号在牙齿发育的不同阶段反复激活，首先调节颌骨口内外和近远中轴向的建立，然后继续调节牙齿发育的起始、生长、形态发生、细胞分化和牙尖形态的形成 [4-6]。

　　人类牙齿具有不同的大小和形态，每个象限均有两个切牙，一个尖牙，两个前磨牙和三个磨牙。小鼠是目前研究牙齿发育的常用模型，与人类相比，小鼠牙齿数目更少。但是由于基因组相似性和牙齿发育阶段的可比性，小鼠和人牙齿发育的基本机制有很多共同之处 [7]。

　　小鼠上、下颌牙齿发育成不同的形态取决于牙齿近远中向的位置，异型牙的发育模式受到至少两个研究清楚的信号分子控制，分别是骨形成蛋白 4（Bmp4）和口腔上皮分泌的成纤维生长因子 8（Fgf8）。Bmp4 通过诱导下胚层间质同源盒转录因子 *Msx1* 和 *Msx2* 的表达调控切牙的发育，Fgf8 起始 *Barx1* 和 *Dlx2* 的表达调控磨牙的发育 [8-9]。鼠类的研究表明抑制 *Bmp4* 使 *Barx1* 在切牙区异位表达，导致切牙产生更多的磨牙形态，说明这些同源异型盒基因在调控牙齿异质性发育模式有重要作用 [9]。

　　近远中极向确定以后，Shh 和 Wnt7b 两个信号分子在口腔上皮中相互表达。有趣的是，Shh 的表达域对应于牙齿形成区域，Wnt7b 对应于无牙齿形成的口腔上皮。因此，它们被用作表征具有牙齿形成潜力的区域 [10]。在牙齿形成开始的时候，Fgf8 还提供一种引起口腔上皮局部增厚的感应信号，导致牙齿基板形成。Fgf8 持续诱导牙板增殖，与 Shh 一起控制早期细胞形态的改变，从而使牙体发育从增厚期到蕾状期。在这个早期模式之后，许多分子动态表达并参与口腔上皮和下层间充质之间的交流，确保牙齿发育的正常进展。

牙列发育的组织学基础概述

牙齿发育的不同阶段以凹陷上皮的形状命名，从增厚期到芽状期、帽状期、钟状期和钟状晚期。周围的间充质聚集在凹陷上皮周围，在帽状期部分包裹凹陷上皮。钟状期：在未来牙尖的顶端可见牙釉质结节。这些是对形态发生很重要的，也是正常磨牙牙尖形成所必需的信号中心。钟状晚期：组织分化开始，口腔外胚层衍生物产生形成釉质的成釉细胞，而牙齿的其余部分则起源于颅神经嵴衍生的间充质细胞，包括产生牙本质的成牙本质细胞，产生牙骨质的成牙骨质细胞，牙周韧带和牙髓组织[3,4,6]。乳牙列的钙化始于胚胎发育 3~4 个月[3,12]。

作为异型牙列的物种，人类有两副牙齿。产前的整个发育阶段就开始为乳牙和恒牙的替换做准备。替换的恒牙来自其相应的乳牙牙板的局部舌侧增生，在每个象限产生两颗切牙，一颗尖牙和两颗前磨牙。其他恒牙是另外生长的，包括从第二乳磨牙远端向后延伸形成的三颗磨牙。在胚胎 3~4 个月时，能够看到继替恒牙发育的第一个迹象，胚胎发育约 5 个月时，其余牙齿开始形成[3]（图 1.2）。

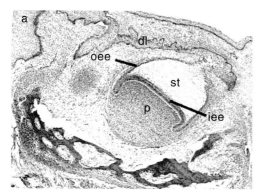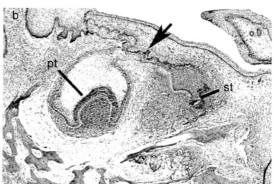

图 1.2　帽状晚期阶段牙胚：发育中的下颌切牙（a）和下颌尖牙（b）。在人类胚胎发育阶段，牙板（dl）连接牙胚和口腔上皮。外釉上皮（oee）和内釉上皮（iee）来源于凹陷的口腔上皮，外釉上皮（oee）产生能够形成釉质的成釉细胞。与内釉上皮（iee）相邻的包裹的神经嵴衍生的间充质细胞接收来自内釉上皮的信号并分化为产生牙本质的成牙本质细胞。牙髓组织（p）也来源于间充质。sr：星网状层（a）。继替恒牙（st）在钟状期乳牙（pt）的舌侧开始发育，两者通过连续的牙板连接在一起（箭头处）（b）

出生后的牙列发育（框表1.1）

婴儿出生时，头部约占身体重量的一半，下颌非常小且相对上颌后缩。上唇短，前部的封闭主要由下唇完成。即使在出生前牙列的发育就已经开始，婴儿的第一个笑容由无牙牙龈软垫形成。但是，在牙槽突发育阶段，牙齿发育正在顺利进行，乳中切牙冠几乎已经完全钙化，其余的乳牙也开始了这个过程。

框表1.1　乳牙列发育的关键阶段
- 胚胎6周：乳牙列开始发育。
- 出生后6个月：第一颗乳牙（下颌中切牙）开始萌出。
- 两岁半：20颗乳牙全部萌出。
- 乳牙萌出至口腔后12~18月内牙根发育完成。
- 对侧同名牙通常会在牙齿萌出后的几周内萌出。

出生后6个月内

在新生儿上颌骨中，马蹄形的牙龈垫围绕浅腭表面，并与"U"形的下颌牙龈垫相对应。在龈垫上可以看到发育中的牙齿未来的萌出位置，因为小的横向槽沟将突起分成小段（图1.3）；其中一个槽沟，即"侧沟"，是突出的，垂直延伸到尖牙颊侧沟，对应了将来乳尖牙的远中位置。第二乳磨牙是最后一颗萌出的乳牙，随后，直至出生后五个月，第二乳磨牙区的突起变得不明显。这些突起的舌腭侧的凹陷是一个发育中牙齿的内陷上皮器官残留的结构。另外，上颌骨的另一个浅沟——牙龈沟，更靠近腭侧，并且从解剖上将牙槽骨和腭上皮分开[2-3]。

出生时，婴儿的一些重要的生理功能需要迅速改变，在适应新环境的同时可能与干扰釉质钙化相关联，导致所谓的新生线。通常这条水平线肉眼不可见，但如果出生时婴儿承受更多的压力或在复杂的情况下，它可以变得明显[13]，它的位置取决于婴儿出生时相关牙冠的发育阶段。虽然大多数新生儿出生时是无牙颌，但出生时或出生后30d内萌出牙齿的比例为1:30 000~1:1000，根据种族群体不同而不同。出生时或出生

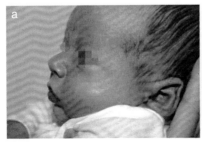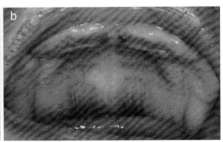

图1.3　3周龄婴儿侧面观及上颌骨口内观。新生儿的下颌较上颌小（a），无牙的牙龈垫上小段的突起标志着牙齿发育的位置（b）

后 30d 内萌出的牙齿最常见于下颌切牙区，可以是多生牙或过早萌出的乳牙。在这个阶段很难确定它们是否是正常乳牙列的一部分，早萌的牙齿是否拔除取决于存在的症状，如妨碍喂养会导致营养摄入不足、溃疡或由于牙齿动度增加易发生误吸风险[14]。

3~6 个月的婴儿完全从母乳或者奶粉中获得营养，他们的茁壮成长取决于成功的喂养模式的建立。新生儿的舌头通常位于上下颌骨之间，在哺乳期间舌头与下唇接触形成口腔封闭。哺乳期间吮吸时舌头、嘴唇和脸颊的协调运动激活面部肌肉被认为是刺激面部生长的重要因素[15]。在出生后第一年，上下颌骨缝都发生显著的横向生长，为乳切牙萌出提供了大约 2mm 的空间[16]。

出生后 6 个月至 5 岁

第一颗乳牙在此期间萌出，婴儿适应更复杂的吞咽模式，并在生理上为断奶做好准备[17]。牙齿萌出可能是婴儿生活中的一件大事，因为牙齿的萌出会产生许多相对轻微的症状，如经常烦躁、睡眠不安、体温升高、流涎、摩擦牙龈和咬伤增加[18]。

下中切牙是最先萌出的乳牙（平均年龄 6.8 个月），对侧牙齿通常仅在几周内萌出。尽管牙齿萌出模式会发生一些变化，但总体来说每颗牙齿之间间隔几个月，切牙萌出顺序是：上颌乳中切牙（9.1 个月），上颌乳侧切牙（9.8 个月）和下颌乳侧切牙（11.4 个月）[19]。到 1 岁时，乳切牙牙根约三分之二发育完成。在其他正在发育的乳牙列中，牙根形成变异度也很明显，除了第二乳磨牙仅完成牙冠发育[12]。

不久之后，第一乳磨牙萌出（上颌 14.8 个月，下颌 15.4 个月）稍早于乳尖牙（上颌 17.6 个月，下颌 18.0 个月）。最后萌出的乳牙是第二乳磨牙（下颌 26.2 个月，上颌 26.6 个月），至此，每个象限的五颗乳牙全部萌出[19]。乳牙列牙根发育在萌出后 12~18 个月完成，所有乳切牙的牙根在 2 岁时完成发育，第一乳磨牙 2.5 岁，第二乳磨牙 3 岁，乳尖牙是最后完成牙根发育的牙齿，约在 3 岁时完成[12]。

乳牙的萌出顺序比萌出时间更重要。牙齿萌出时间会有诸多变化，但是儿童 1 岁时还没有牙齿萌出的情况是不常见的（表 1.1）。总的来说，在平均萌出年龄前后 6 个月之内萌出都是正常情况。如果一个 3 岁的儿童从出生开始都没有做过口腔检查，那么这是一个拜访牙医或者牙齿保健员的好时机，确认牙齿发育正常，口腔卫生良好。乳牙列的建立通常在 3 岁时完成（图 1.4）。

乳牙列的间隙和建𬌗

从出生到 2 岁，下颌乳尖牙间宽度增加约 3.5mm，上颌乳尖牙间宽度增加约 5mm[20]。随后，即使乳切牙的萌出位置可能发生拥挤，但上颌的横向生长完美地在唇侧产生间隙，为更宽的恒切牙的萌出提供额外间隙。除了上、下颌切牙的间隙，上颌

表 1.1　乳牙列：牙齿平均萌出时间

乳牙牙位		乳中切牙	乳侧切牙	乳尖牙	第一乳磨牙	第二乳磨牙
上颌（月）	平均时间	9.1	9.8	17.6	14.8	26.6
	正常范围	（6.8~12.7）	（7.2~15）	（13.6~23.8）	（11.8~18.5）	（20.1~34.4）
下颌（月）	平均时间	6.8	11.4	18.0	15.4	26.2
	正常范围	（4.3~10.6）	（7.9~16.7）	（14.0~24.6）	（11.8~18.8）	（20.2~33.1）

摘自 Nyström[19]

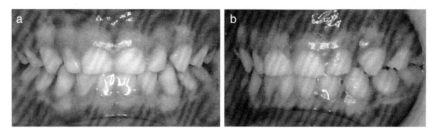

图 1.4　乳牙列。三岁女孩的乳牙列，在上颌乳尖牙近中和下颌乳尖牙远中有间隙

乳尖牙近中和下颌乳尖牙远中的"乳牙间隙"为恒牙的萌出提供更多的空间，乳牙间隙也是乳牙列最明显的特征[21]。

典型的乳切牙更直立，乳牙列早期倾向于形成暂时性深覆𬌗。覆𬌗随着后下面高的增加而减小，由于后牙萌出后的伸长及牙槽骨的生长补偿前牙深覆𬌗。上、下颌骨也产生矢状向的生长，下颌的生长较上颌显著加快，因此颌间关系更理想，覆盖减少，牙齿萌出后达到更佳的咬合关系[2,22]。磨牙的高度增加，在 3 岁的时候增高速度最快，为后牙的萌出提供更多的间隙[20]。乳牙列最常见的磨牙关系是尖对尖，Ⅱ类咬合关系比Ⅲ类咬合关系更常见[21]。

恒牙列的形成（框表 1.2）

随着恒牙成组萌出，乳恒牙列的替换分为混合牙列早期和混合牙列晚期。这两个快速牙列发育阶段之间约有 1.5 年的静止期，期间没有进一步的乳牙脱落，但牙发育的进程可以通过 X 线上恒牙牙冠和牙根的发育量以及乳牙牙根吸收的出现来评估。

混合牙列早期（6~8 岁）（图 1.5）

乳牙到恒牙列的替换开始的时间通常和生长发育高峰期的起始时间一致，在 6~7 岁，此时下颌中切牙（6~7 岁）或者第一磨牙（5.5~7 岁）开始萌出。一年以后，下颌侧切牙（7~8 岁）和上颌中切牙（7~8 岁）大约在相同的时间萌出。最后，8~9 岁时上颌侧切牙的萌出标志着混合牙列早期完成[12]。随着乳牙的脱落，继替恒牙将在之后的 6 个月内萌出。与此相同，一侧恒牙萌出，对侧乳牙可能在接下来的 6 个月内会再次脱落。与乳牙列相似，恒牙列牙齿萌出的时间和牙龄也没有相关关系，比平均萌出时间提前或者推迟两年都是正常的。

混合牙列早期的咬合特征（图 1.6）

随着上中切牙的萌出，上中切牙会向远中漂移并在中切牙之间产生间隙。由于上

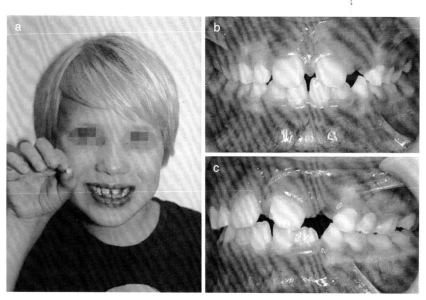

图 1.5　混合牙列早期。乳牙列向混合牙列早期过渡始于 6~7 岁（a）。随着乳牙的牙根吸收脱落以及在非创伤性脱落之后几个小时内，可以看到牙龈组织的良好愈合（b，c）

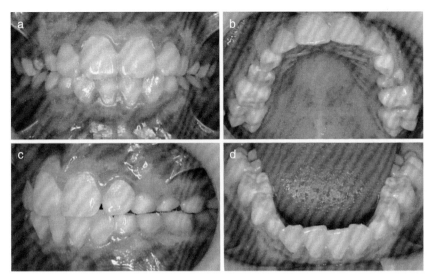

图 1.6 混合牙列早期发育完成。9 岁男孩，混合牙列早期伴有轻度下前牙区的拥挤。乳牙釉质较薄，酸性饮食情况下比恒牙列更容易被酸蚀

前牙区的拥挤，未萌出的侧切牙牙冠在垂直向处于低位，对中切牙牙根产生压力，中切牙牙冠向侧切牙倾斜，导致中切牙间隙。随着侧切牙的萌出，这个效应向后延续，结果是尖牙的牙冠可能压迫侧切牙的牙根。尽管在混合牙列早期导致上中切牙间隙的原因很多，这也可能是正常的生理发育现象，2mm 左右的中切牙间隙能够随着上尖牙的萌出被轻松解决。这种暂时性的生理间隙以及上切牙的飘移常被称为"丑小鸭阶段"（图 1.7）。

恒牙比乳牙大并在对应乳牙的舌腭侧发育。下牙弓中，四个恒切牙比四个乳切牙宽 6mm。间隙有多种获得方式，如乳牙间隙以及恒牙萌出时更唇倾以获得更宽的牙弓形态。尖牙间宽度和磨牙间宽度在 8 岁时已基本确定，当尖牙萌出时尖牙间宽度有少量的增加[16]。随着下尖牙萌出占据原有的下乳尖牙远中的位置，下颌尖牙间宽度可以获得约 1mm 的增量。相反，上颌侧切牙占据上颌乳尖牙近中已有的间隙。但是，因

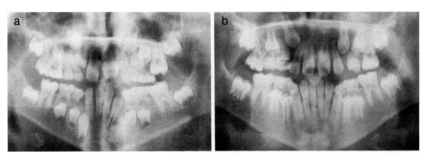

图 1.7 "丑小鸭阶段"的影像学观察。恒牙萌出后，由于上侧切牙未萌出而对中切牙远中根部造成压力，上中切牙呈喇叭形展开（a）。侧切牙萌出后，同样的效应发生在侧切牙，低位的尖牙压迫侧切牙牙根的远中，侧切牙牙冠向远中倾斜并产生间隙（b）

为上尖牙萌出位置较乳尖牙更偏颊侧，一侧约获得 3mm 间隙。乳切牙缺乏间隙强烈地预示着恒牙列会发生切牙的拥挤。解除切牙拥挤至少需要 6mm 的间隙[22]。在拥挤或乳牙滞留的情况下，恒切牙发育的位置决定其在舌侧或腭侧萌出，若上切牙萌出时反𬌗，可考虑拔除滞留乳牙或阻断性正畸治疗（图 1.8）。

混合牙列晚期（10~13 岁）（图 1.9）

下尖牙的萌出标志着牙列发育进入混合牙列晚期，与此同时也进入生长发育高峰期。下尖牙萌出位置较乳尖牙更偏颊侧和远中，使得下尖牙间宽度增加，为下切牙创

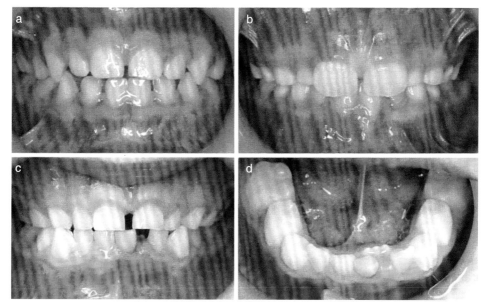

图 1.8　混合牙列早期的咬合特征。乳牙列需要有 6mm 以上的间隙，为更大的继替恒牙提供萌出间隙。三岁儿童无开𬌗家族史，其进行性前牙开𬌗可能与长时间使用奶嘴有关（a）。中切牙间隙和深覆𬌗是混合牙列期的正常生理性特征。恒中切牙约比乳中切牙宽 2mm（b）。继替恒牙在乳牙的舌侧，有时下切牙会在舌侧异位萌出，尤其会发生于拥挤的牙列中（c、d）

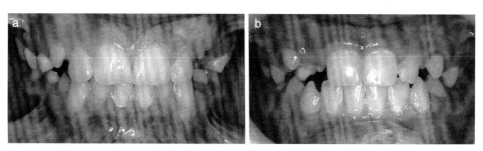

图 1.9　非对称性牙列发育。对侧牙迟萌超过 6 个月是牙发育异常或病理性改变的征兆。12 岁男性儿童，牙齿发育正常及上尖牙对称性萌出（a），他的堂兄右上侧切牙迟萌，与上尖牙萌出时间相同，他的父亲有上侧切牙锥形过小牙，这种牙齿有强烈的遗传特征（b）

造少量的间隙。

下颌第一前磨牙（10~12 岁）和上颌第一前磨牙（10~11 岁）萌出时间基本同步。11~12 岁，上尖牙（11~12 岁）及 4 个第二前磨牙（上颌 10~12 岁，下颌 11~13 岁）全部萌出。下颌第二磨牙（11~13 岁）和上颌第二磨牙（12~13 岁）萌出后，混合牙列晚期发育完成[12]。但是，牙齿的发育仍在进行中，第三磨牙正在发育中，钙化的牙冠在 X 线下可见。恒牙牙根的发育直到萌出后 2~3 年才完成[12]（表 1.2）。

上尖牙牙冠的发育始于胚胎 4 个月，牙根发育直至 12.5 岁完成。上尖牙的萌出道很长并受到侧切牙牙根的引导。上尖牙萌出晚于远中邻牙，使得尖牙更容易发生拥挤，进而在颊侧异位萌出。这一点与家族遗传因素[24]一起导致上尖牙阻生的发生率约为 2%[25]。大部分未萌尖牙是腭侧异位的尖牙（61%），但也有 34% 的尖牙阻生于牙弓内，4.5% 颊侧异位。如果 10 岁时仍不能在颊侧触及上尖牙，预示着尖牙腭侧异位的可能。早期诊断腭侧异位的上尖牙是有益的，因为在合适的时间拔除滞留尖牙在某种程度上可以纠正上尖牙的萌出道，但这也取决于尖牙异位的程度[27]。

表 1.2　恒牙列：牙冠开始钙化、牙冠形成、牙齿萌出以及牙根形成时间

牙位	牙冠开始钙化时间	牙冠形成时间（岁）	萌出时间（岁）	牙根形成时间（岁）
上颌中切牙	3~4 月（出生前）	4~5	7~8	9~10
上颌侧切牙	10~12 月（出生前）	4~5	8~9	11
上颌尖牙	4~5 月（出生后）	6~7	11~12	12~15
上颌第一前磨牙	1.5~1.8 月（出生后）	5~6	10~11	12~13
上颌第二前磨牙	2~2.3 月（出生后）	6~7	10~12	12~14
上颌第一磨牙	出生时	2.5~3	5.5~7	9~10
上颌第二磨牙	2.5~3 岁	7~8	12~14	14~16
上颌第三磨牙	7~9 岁（出生后）	13[a]	17~30	18~25[a]
下颌中切牙	3~4 月（出生前）	4~5	6~7	9~10
下颌侧切牙	3~4 月（出生前）	4~5	7~8	10
下颌尖牙	4~5 月（出生后）	6~7	9~11	12~15
下颌第一前磨牙	1.3~2 岁（出生后）	5~6	10~12	12~13
下颌第二前磨牙	2.3~2.5 岁（出生后）	6~7	11~13	12~14
下颌第一磨牙	出生时	2.5~3	5.5~7	9~10
下颌第二磨牙	2.5~3 岁（出生后）	7~8	12~14	14~16
下颌第三磨牙	8~10 岁（出生后）	13.5[a]	17–30	18~25[a]

摘自 Logan 及 Kronfeld[12]。a. 数据摘自 Nyström[19]

混合牙列晚期间隙和咬合的发育（框表 1.3）

与切牙相反，恒尖牙及两个前磨牙的近远中宽度之和比相对应的乳牙占据的间隙小。这个间隙在下颌有 2.5mm，在上颌有 1.5mm，被称作"离位间隙"。离位间隙主要由第二乳磨牙提供，并大部分被第一磨牙利用，当第二乳磨牙缺失时，第一磨牙能迅速向近中移动。离位间隙也帮助建立磨牙Ⅰ类关系，因为下磨牙相对上磨牙有更多的近中移动[28]。因此，即使齐平末端是混合牙列早期最常见的磨牙关系，但是磨牙差异性的近中移动以及下颌生长相对快于上颌，两者共同作用下可以使下颌磨牙较上颌多产生 3~4mm 近中移动，有利于建立磨牙Ⅰ类关系。与此相同，如果乳牙列是Ⅱ类磨牙关系，恒牙建𬌗后会得到改善，但是乳磨牙Ⅲ类关系会随着乳恒牙列的替换变得更差。由于乳恒牙列替换过程中离位间隙的丧失以及磨牙的近中移动，牙弓的直径在男性减小约 3.5mm，在女性减小约 4.5mm[29]（表 1.3；图 1.10）。

框表 1.3　保证恒牙列萌出间隙足够的特征
- 颌骨横向以及前后向的生长
- 乳牙列间隙
- 上颌乳尖牙近中及下颌乳尖牙远中间隙
- 上颌 1.5mm 及下颌 2.5mm 离位间隙
- 恒切牙萌出后较直立的乳切牙更唇倾

表 1.3　乳牙和恒牙的近远中宽度

牙位	男女平均乳牙近远中宽度（mm）	女性恒牙近远中宽度（mm）	男性恒牙近远中宽度（mm）
上颌中切牙	6.4	8.6	8.9
上颌侧切牙	5.2	6.6	6.9
上颌尖牙	6.8	7.7	8.0
上颌第一前磨牙		6.9	7.0
上颌第二前磨牙		6.6	6.7
上颌第一磨牙	6.9	9.8	10.1
上颌第二磨牙	8.5	9.3	9.6
下颌中切牙	4.0	5.4	5.5
下颌侧切牙	4.6	5.9	6.1
下颌尖牙	5.8	6.6	7.0
下颌第一前磨牙		6.9	7.0
下颌第二前磨牙		6.9	7.0
下颌第一磨牙	7.5	10.3	10.7
下颌第二磨牙	9.4	9.9	10.2

摘自 Lysell, Myrberg[30]

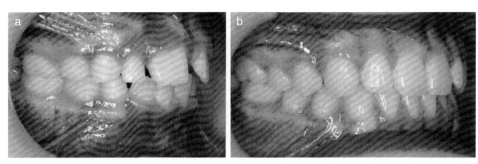

图 1.10 磨牙 I 类关系的建立。乳磨牙宽度（a）大于继替的恒前磨牙（b）。此外，下颌第一和第二乳磨牙比上颌乳磨牙宽，使得第二乳磨牙远中末端垂直向关系呈现为齐平末端（a）。当乳牙脱落时，允许下颌第一横磨牙较上颌有更多的近中移动，促进 I 类磨牙关系的建立（b）

恒牙列期（13 岁以后）（图 1.11）

第二磨牙萌出后，牙列发育仍在进行。有超过 20% 的人群先天缺失第三磨牙[31-32]，其他人会有 1~4 颗的第三磨牙，通常第三磨牙的牙冠从 9 岁开始钙化，在 14 岁完成钙化。第三磨牙的平均萌出年龄是 19 岁，但是由于后牙段的拥挤以及第三磨牙倾斜的萌出方向，经常会延迟萌出或者阻生。

当牙齿达到咬合平面并完成牙根发育，牙齿仍然能继续萌出。这种持续的牙齿萌出与牙槽骨的生长一起补偿了下颌升支和髁突的生长量，进一步增加了青春期和成年期的下前面高[2]。当评估根骨粘连牙齿预后及计划植入种植体的合适时间时，将晚期

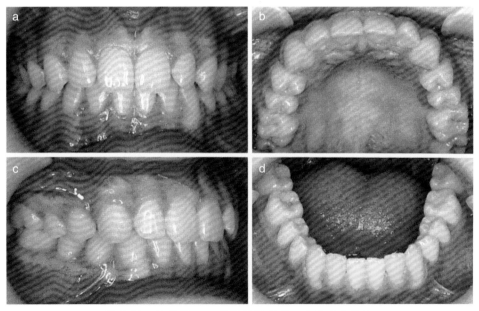

图 1.11 恒牙列。13 岁男孩恒牙列，I 类咬合关系

的牙槽骨生长及牙齿的萌出牢记于心是十分重要的。根骨粘连的牙齿和种植体都没有萌出的能力，所以当牙齿在儿童期或者青春期发生根骨粘连，种植体植入的时间在活动性生长发育期时，根骨粘连的牙齿和种植体会被埋于颌骨中。

牙齿也会受到咬合力的影响，咬合力会导致牙齿𬌗面和邻面的磨耗，引起咬合的变化。下牙受到的𬌗向咬合力而具有前向分力，下颌骨向前的生长旋转以及第三磨牙萌出引起之后下切牙发生拥挤。下切牙的后期拥挤常发生在青少年晚期，但有时候可以发生于成年人[34]。传统观念认为，第三磨牙的萌出增加了向前的力量，可能引起切牙拥挤。但是，大量的研究已经表明缺失下颌第三磨牙的个体也会发生下前牙的拥挤，这说明第三磨牙不是唯一引起下前牙拥挤的因素，下前牙拥挤的发生更像是多因素作用的结果[35-36]。

牙齿萌出的 5 个阶段

牙齿萌出包括出龈前和出龈后两个独立的阶段。出龈后的萌出可以进一步分为 4 个阶段，直到牙齿有咬合接触达到早期平衡的功能前期、少年平衡期、青春迸发期、青少年期和补偿面部垂直生长的成人平衡期。

出龈前的牙齿萌出始于牙根开始形成期，牙齿萌出运动以及周围的骨吸收这两个过程相互配合但独立地开始进行。当继替恒牙萌出，乳牙牙根也需要吸收，保证恒牙可以在牙列中获得合适的位置。牙囊和周围骨的相互作用包括破骨细胞和成骨细胞持续吸收清除牙齿萌出道上的骨，这也是限制牙齿萌出速率的一个因素。在关于狗的动物实验以及巧合的在外伤牙的患者身上发现即使牙齿位于下颌骨的边缘，牙齿周围的骨会发生吸收[37-38]。另一方面，去除牙根之后，牙齿仍有萌出的潜力，证明了牙齿的萌出不仅依赖于牙根的发育[10]。这些研究表明萌出运动以及骨吸收是由两种截然不同的机制分别调控的。

牙根发育完成后牙齿持续萌出。的确，为了跟随面部的垂直向生长发育，磨牙萌出至咬合高度后会继续萌出约 1mm。已有许多机制经被提出用于诱导出龈后的萌出，有趣的是，一项使用视频显微镜技术的研究结果表明，大多数青少年前磨牙萌出发生在下午 6 点至凌晨 1 点之间。这和生长激素释放时间一致，而不是与咬合力改变时间一致。其他提出的关于刺激牙齿萌出的机制是成熟胶原纤维的收缩和交联以及由牙周韧带中血流产生的血管压力[38]。此外，最近的理论认为由咬合产生了一种压力和张力的模式，并由软组织介导，为牙齿提供了一种生长到口腔中的向上抬起力量，同时在牙冠的压力引起骨吸收，在根尖的张力引起骨形成[39]。

结　论

正常的牙列发育和成熟是所有儿牙医生必不可少的知识，这也是正确诊断和治疗的基础。任何偏离典型牙列发育规律的情况都预示着潜在的病理情况或者错殆畸形，能够分辨是否需要进一步观察或者转诊专科医生是很重要的。此外，全面了解牙列发育阶段有助于预测环境因素，如母亲或儿童的疾病以及外伤，对牙列发育的影响。

参考文献

[1] Francis-West PH, Robson L, Evans DJ. Craniofacial development: the tissue and molecular interactions that control development of the head. Adv Anat Embryol Cell Biol,2003,169: Ⅲ–Ⅵ, 1–138.

[2] Enlow DH, Hans MG. Essentials of facial growth. Philadelphia: Saunders,1996.

[3] Kumar GS, Bhaskar SN. Orban's oral histology and embryology.13th ed. London: Elsevier, 2011.

[4] Cobourne MT, Sharpe PT. Making up the numbers: the molecular control of mammalian den tal formula. Semin Cell Dev Biol,2010,21(3):314–324.

[5] Thesleff I, Sharpe P. Signalling networks regulating dental development. Mech Dev,1997,67(2):111–123.

[6] Tucker A, Sharpe P. The cutting-edge of mammalian development; how the embryo makes teeth. Nat Rev Genet, 2004,5:499–508.

[7] Seppala M, Zoupa M, Onyekwelu O, et al. Tooth development: 1. Generating teeth in the embryo. Dent Update,2006,33(10):582–584, 586–588, 590–591.

[8] Thomas BL, Tucker AS, Qui M,et al. Role of Dlx-1 and Dlx-2 genes in patterning of the murine dentition. Development,1997,124(23):4811–4818.

[9] Tucker AS, Matthews KL, Sharpe PT. Transformation of tooth type induced by inhibition of BMP signalling. Science, 1998,282:1136–1138.

[10] Sarkar L, Cobourne M, Naylor S,et al. Wnt/Shh interactions regulate ectodermal boundary formation during mammalian tooth development. Proc Natl Acad Sci U S A, 2000,97(9):4520–4524

[11] Li J, Chatzeli L, Panousopoulou E, et al. Epithelial stratification and placode invagination are separable functions in early morphogenesis of the molar tooth. Development, 2016, 143(4): 670–681.

[12] Logan W, Kronfeld R. Development of the human jaws and surrounding structures from birth through the age of fifteen years. J Am Dent Assoc, 1933, 20:379–427.

[13] Kurek M, Zadzinska E, Sitek A, et al. Prenatal factors associated with the neonatal line thickness in human deciduous incisors. Homo, 2015,66(3):251–263.

[14] Newadkar UR, Chaudhari L, Khalekar YK. Natal and neonatal teeth: terminology with diverse superstitions!! J Family Med Prim Care, 2016,5(1):184–185.

[15] Festila D, Ghergie M, Muntean A, et al. Suckling and non-nutritive sucking habit: what should we know? Clujul Med, 2014,87(1):11–14.

[16] Bishara SE. Arch width changes from 6 weeks to 45 years of age. Am J Orthod Dentofacial Orthop, 1997,111:401–409.

[17] Mahoney P. Dental fast track: prenatal enamel growth, incisor eruption, and weaning in human infants. Am J Phys Anthropol, 2015,156(3):407–421.

[18] McIntyre GT, McIntyre GM. Teething troubles? Br Dent J, 2002,192:251–255.

[19] Nyström M. Clinical eruption of deciduous teeth in a series of Finnish children. Proc Finn Dent Soc, 1977, 73:155–161.

[20] Sillman JH. Dimensional changes of the dental arches: longitudinal study from birth to 25 years. Am J Orthod, 1964,50:824–842.

[21] Foster TD, Hamilton MC. Occlusion in the primary dentition. Br Dent J, 1969,126:76–79.

[22] Leighton BC. The early signs of malocclusion. Trans Eur Orthod Soc, 1969,45:353–368.

[23] Becker A. In defense of the guidance theory of palatal canine displacement. Angle Orthod, 1995, 65(2): 95–98.

[24] Peck SM, Peck L, Kataja M. The palatally displaced canine as a dental anomaly of genetic origin. Angle Orthod, 1994,64(4):249–256.

[25] Ericson S, Kurol J. Radiographic assessment of maxillary canine eruption in children with clinical signs of eruption disturbance. Eur J Orthod, 1986,8(3):133–140.

[26] Stivaros N, Mandall NA. Radiographic factors affecting the management of impacted upper permanent canines. J Orthod, 2000,27(2):169–173.

[27] Naoumova J, Kürol J, Kjellberg H. Extraction of the deciduous canine as an interceptive treatment in children with palatally displaced canines–part II : possible predictors of success and cut-off points for a spontaneous eruption. Eur J Orthod, 2015,37(2):219–229.

[28] Moyers RE. Handbook of orthodontics. 4th ed. Ann Arbour: Year book Medical Publisher, 1988:127, 238.

[29] Moorrees CF, Reed RB. Changes in dental arch dimensions-expressed on the basis of tooth eruption as a measure of biological age, J Dent Res, 1965,44:129–141.

[30] Lysell L, Myrberg N. Mesiodistal tooth size in the deciduous and permanent dentition. Eur J Orthod, 1982, 4:113–122.

[31] Mok YY, Ho KK. Congenitally absent third molars in 12 to 16 year old Singaporean Chinese patients: a retrospective radiographic study. Ann Acad Med Singapore, 1996,25(6):828–830.

[32] Rozkovcova E, Markova M, Lanik J, et al. Development of third molar in the Czech population. Prague Med Rep, 2004,105(4):391–422.

[33] Richardson ME. Late lower arch crowding: the aetiology reviewed. Dent Update, 2002,29(5):234–238.

[34] Jonsson T, Arnlaugsson S, Saemundsson SR, Magnusson TE. Development of occlusal traits and dental arch space from adolescence to adulthood: a 25-year follow-up study of 245 untreated subjects. Am J Orthod Dentofacial Orthop, 2009,135(4):456–462.

[35] Richardson ME. Late lower arch crowding: facial growth or forward drift? Eur J Orthod, 1979,1:219–225.

[36] Zawawi KH, Melis M. The role of mandibular third molars on lower anterior teeth crowding and relapse after orthodontic treatment: systematic review. ScientificWorldJournal, 2014,2014(615429):1–6.

[37] Cahill DR, Marks SC Jr. Tooth eruption: evidence for the central role of the dental follicle. J Oral Pathol, 1980,9:189–200.

[38] Proffit WR, Frazier-Bowers SA. Mechanism and control of tooth eruption: overview and clinical implications. Orthod Craniofac Res, 2009,12:59–66.

[39] Sarrafpour B, Swain M, Li Q, et al. Tooth eruption results from bone remodelling driven by bite forces sensed by soft tissue dental follicles: a finite element analysis. PLoS One, 2013,8(3):e58803.

第 2 章

间隙缺失和牙列拥挤

Anthony J. Ireland, Fraser McDonald, Rebecca John, Jonathan R. Sandy

● 摘　要

　　牙弓内的拥挤和间隙主要由遗传因素控制，但也受很多局部因素的影响。本章将阐述这些局部因素，并讨论它们如何影响牙列发育以及正畸医生可以采取哪些干预措施。

● 引　言

　　人们总是希望正畸医生能预测牙列发育过程中可能出现的拥挤和间隙丧失，并进行预防或治疗。虽然这需要综合治疗，但往往也可以短期干预。在介绍这些干预措施之前，应该先回顾一下拥挤和间隙丧失的病因。

拥挤的病因

　　为了使牙齿能完美地排列在牙弓内，能与同颌或对颌的牙齿处于正确的位置关系，牙齿的近远中宽度应该与颌骨相协调。任何牙齿或颌骨的大小不调都可能导致间隙或拥挤，后者更为常见。虽然牙列拥挤的病因最可能由基因决定，但其他更多的局部因素可能会影响拥挤或间隙在个体患者身上的表现形式。比如多生牙、缺牙、乳牙滞留

A.J. Ireland (✉) • R. John • J.R. Sandy

School of Oral and Dental Sciences, University of Bristol,

Lower Maudlin St., Bristol BS1 2LY, UK

e-mail: tony.ireland@bristol.ac.uk; Rebecca.John@uhbristol.nhs.uk;

jonathan.sandy@bristol.ac.uk

F. McDonald

Guys Hospital, Kings College London Dental Institute, London SE1 9RT, UK

e-mail: fraser.mcdonald@kcl.ac.uk

及牙齿意外早失等。

此时，也许值得问这样一个问题："拥挤和间隙丧失总会在牙列发育期出现吗？"针对前工业文明时期的研究表明，多数情况下，几乎没有证据表明当时人们的牙齿拥挤程度与现在相同 [1-2]。因此有人提出这样的理论：早期文明时期人们的饮食习惯更为粗糙，导致殆面和邻面的牙体组织磨耗。所以，牙齿的近远中宽度随着时间的推移逐渐减小，全部牙齿都能纳入牙弓内，包括第三恒磨牙 [3-4]。因此，前工业文明时期人们的牙齿也会出现拥挤，只是不常见而已。

发育期牙列拥挤的预测指标

如之前第 1 章节所述，乳牙列出现严重拥挤是相对罕见的，常见的是牙齿（尤其是切牙）有少量间隙。实际上，乳切牙拥挤或间隙的严重程度可以视为恒牙列早期拥挤的预测指标。Leighton 提出，如果乳切牙排列整齐，没有拥挤或间隙，则恒切牙拥挤的概率将超过 2/3[5]；如果乳切牙间隙总量少于 3mm，则恒切牙拥挤的概率将小于 1/2；如果乳切牙间隙总量为 3~6mm，则恒切牙拥挤的概率将减少至 1/5；如果乳切牙间隙总量大于 6mm，则恒切牙几乎不可能出现拥挤。除此之外，几乎没有预测拥挤的方法。

影响拥挤和间隙丧失的局部因素

可能影响拥挤及之后间隙丧失的局部因素包括：

1. 乳牙早失

2. 乳牙滞留

3. 发育性牙齿丧失

4. 恒牙意外丧失

5. 额外牙（多生牙和补充牙）

6. 牙齿形态异常（过小牙和巨牙）

7. 牙齿位置异常

在所有这些局部因素中，相对容易理解的是巨牙、过小牙或额外牙会对拥挤或间隙的出现产生直接影响，但牙齿在发育成熟之前由于外伤或疾病导致牙齿丧失所产生的影响不是很好理解。最重要的因素可能是拥挤是否存在。如果替牙期或恒牙期牙弓内都存在间隙，那么牙齿早失对同颌内剩余牙齿的影响很小。然而，如果牙弓内存在拥挤，牙齿早失可能会导致邻牙向缺牙间隙漂移。间隙丢失反过来会影响咬合关系，导致磨牙关系的改变或牙列中线的偏移。牙齿丧失得越早，影响咬合发育的可能性越大。下文中逐个讨论以上因素。

乳牙早失

如前所述，乳牙早失的影响程度主要取决于恒牙列的潜在拥挤。如果恒牙列没有拥挤，则乳牙早失对恒牙列的影响较小。但如果恒牙列存在拥挤，乳牙早失对恒牙列的影响将取决于乳牙丧失的牙位及缺牙的年龄。总之，缺牙的位置越靠前，对恒牙列中线的影响越大；缺牙的位置越靠后，对恒牙列颊侧咬合关系的影响越大，通常是由第一恒磨牙近中移动引起。有时拔除对侧同颌同名牙可以预防牙列中线偏移，称为对称性拔牙。

那么考虑到这一点，乳牙丧失是否都需要对称性拔牙呢？乳切牙丧失通常不需要对称性拔牙。然而，如果乳尖牙丧失，比如恒侧切牙导致其牙根吸收，或者第一乳磨牙由于龋坏早失，可以进行对称性拔牙。可以拔除对侧乳尖牙或第一乳磨牙从而预防恒牙列中线偏移。如果第二乳磨牙早失，则对中线的影响小，所以不需要对称性拔牙。第二乳磨牙早失最大的影响是第一恒磨牙近中漂移。这常常导致恒前磨牙被挤压到牙弓外（图 2.1），最终从牙弓腭侧萌出。在所有病例中，乳牙丧失得越早，其对中线或颊侧咬合关系的影响越大。

乳牙早失后是否总要维持间隙呢？在大部分病例中是不需要的，原因如下：首先，如果乳牙由于龋坏早失，那么这样的患者很难长期很好地佩戴固定或活动的间隙保持器。其次，之前提到，如果没有拥挤就不需要维持间隙。第三，如果存在中重度拥挤，则后期需要拔牙矫治。只有很少数的病例需要将间隙保持作为一种治疗方法，例如需

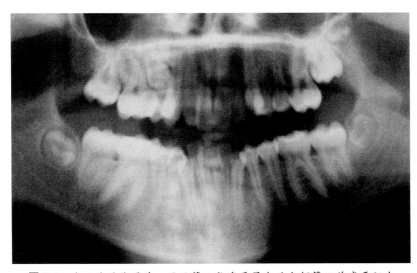

图 2.1 全口曲面体层片。显示第二乳磨牙早失后上颌第二前磨牙阻生

要强行拔除根骨粘连或下沉的乳牙时，间隙保持可能可以避免将来的正畸治疗。这样的患者可以使用活动或固定的间隙保持器维持缺牙间隙（图 2.2）。

什么是补偿性拔牙？补偿性拔牙是拔除对侧牙弓内的一颗牙齿，目的是维持颊侧的咬合关系。总之在乳牙列中补偿性拔牙较对称性拔牙少用。

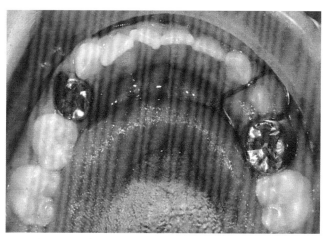

图 2.2　固定式间隙保持器。注意第一前磨牙正开始萌出，尚有足够的间隙

乳牙滞留

乳牙在继承恒牙超过正常萌出年龄时仍存留于口腔中很常见。这可能与继承恒牙萌出通道异常、发育性丧失或乳牙慢性根尖周炎有关（图 2.3），这些因素都将导致牙根吸收延迟，牙齿自然脱落减慢。有时牙根吸收障碍将引起根骨粘连和乳牙下沉。实际上，并不是患牙真的向下沉没，而是相对于持续生长中的面部和正在萌出的邻牙，根骨粘连的乳牙看起来像是在下沉。下沉常见于乳磨牙区，如果没有及时检查处理，可能会导致邻牙向下沉的乳磨牙粭方倾斜（图 2.4）。在极端情况下，乳牙可能下沉到口内不可见，只能在放射片上看见。这不仅会导致下沉的乳牙难以拔除，还会造成间隙丢失，继承恒牙没有足够的空间萌出。

这就带来一个问题——是否应该以及何时拔除下沉的乳牙呢？实际上乳磨牙萌出后一定程度的下沉是正常咬合发育中一个较为常见的现象。乳牙最终的自然脱落是牙根吸收与修复的动态过程，假如牙根的吸收多于修复，那这颗乳牙可能会下沉一些，再重新萌出一些，最终脱落。但是，如果牙根修复多于吸收，这颗牙齿很可能会根骨粘连并持续下沉。如果存在继承恒牙，乳牙只有少许下沉，并且位于邻牙接触点的上方，邻牙没有向其粭方倾斜的迹象，那么可以持续观察这颗乳牙。如果乳牙下沉到邻牙接触点的下方，且邻牙开始向其粭方倾斜，那么建议拔除该乳牙并进行间隙管理[6]。

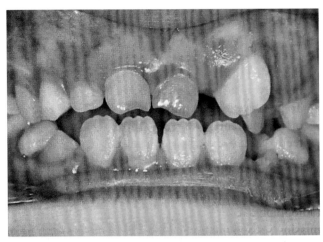

图 2.3　乳牙滞留。滞留的上颌乳中切牙阻碍了上颌恒中切牙的萌出

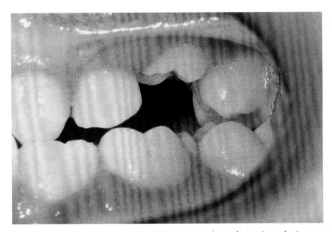

图 2.4　乳牙下沉。左上颌第二乳磨牙下沉。注意观察邻牙正在向下沉牙处倾斜

发育性牙齿丧失

发育性丧失在乳牙非常罕见，然而恒牙相对常见。据报道，除了第三恒磨牙，恒牙先天丧失在儿童的发病率最低 0.1%[7]，最高 10.3%[8]。除第三恒磨牙外，最常见的缺牙部位是上颌第二前磨牙，其次是上颌侧切牙、下颌第二前磨牙以及下颌中切牙。

在恒牙列早期，当在放射片上观察到有恒牙发育性丧失时，对于滞留乳牙有很多种可用的治疗方法，包括：

如果滞留乳牙条件好则尽可能长时间将其保留。当它最后自然脱落时，使用修复体替代。有些研究报道第二乳磨牙能在口腔内保留到 50 多岁[9]，比很多口内修复体存留时间还长。

拔除乳牙以促进其他尚未萌出的恒牙近中移动，这样拔牙间隙可以被关闭或减小，从而消除或减少后期对正畸或修复治疗的需要。要实现这一点，牙列内应该有一些潜在的拥挤；否则牙齿可能不会自发地向乳牙拔牙间隙漂移。

保留乳牙直到作为后期综合性正畸治疗一部分而拔除，以解除拥挤、排齐牙列、关闭间隙或在永久性修复治疗之前重新分配间隙。

无论选择哪种治疗方案，进行完整的正畸和影像学评估非常重要，当警惕影像学上第二前磨牙表面上丧失的情况，因为 9 岁前它们在影像片上可能并不明显[10]。

恒牙意外丧失

与乳牙列一样，恒牙丧失的影响程度取决于很多因素。

是否存在拥挤：和乳牙丧失一样，当牙列内存在拥挤时，恒牙丧失的影响更大。因为拥挤会促进邻牙向拔牙间隙漂移。

牙齿在牙弓中的位置：丧失牙的位置越靠前，对中线的影响越大。因此拥挤的牙弓内中切牙丧失将对中线产生很大的影响（图 2.5），第二恒磨牙丧失对其影响很小。相反，后牙丧失较前牙丧失将对颊侧咬合产生更大的影响。

患者的年龄：一般而言，如果存在拥挤，缺牙时年龄越小，影响越大。这是因为已经萌出和尚未萌出的牙齿都会向拔牙间隙移动，所以缺牙对发育期牙列的影响将大于对已发育成熟的成年患者牙列的影响。

咬合：拔牙区邻牙的倾斜度，牙弓内剩余牙齿与对颌牙的咬合关系均对间隙丧失有影响。已萌出的牙齿将向缺牙间隙倾斜移动而非整体移动。因此牙冠向远缺隙侧倾斜的牙齿较向近缺隙侧倾斜的牙齿更容易占据间隙（图 2.6）。咬合关系，尤其是颊侧咬合关系，将对间隙丢失造成影响。如果颊侧咬合好，可以预防邻近拔牙间隙的牙齿向间隙处自发漂移，造成间隙丢失。的确，牙尖交错𬌗在维持间隙方面非常有效，

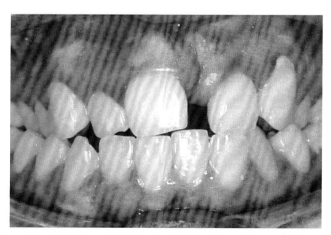

图 2.5 牙缺失的影响。上颌中切牙丧失导致间隙丢失，上中线向左偏移

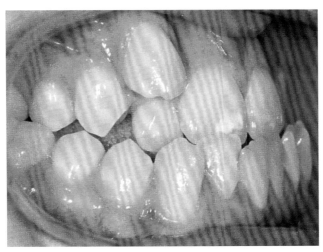

图 2.6 注意这个拥挤病例中上颌尖牙如何向近中倾斜。尖牙萌出过程中第一前磨牙丧失将促进其向后倾斜移动至缺牙间隙

有时甚至使固定矫治中间隙关闭更加困难。

之前我们讲述了各种用于治疗发育期牙列恒牙丧失的方法，包括及时拔除乳牙使间隙自发关闭。当恒牙由于疾病如龋病或牙周病而丧失时，治疗方法通常较少，包括维持间隙做修复治疗或者利用固定矫治关闭间隙，这通常是综合性正畸治疗的一部分。治疗方法的选择由各种因素决定，包括：是否存在拥挤、错殆畸形的类型、骨骼型、覆盖、覆殆、颊侧咬合等。关于这一点，还应该考虑的问题是恒牙意外丧失可能会转而影响牙列的发育。

中切牙：外伤或龋病导引起恒中切牙丧失会导致间隙快速丢失（图 2.7）。因此，在上牙弓通常需要使用间隙保持器，不仅从患者即刻美容改善的角度来看，还因为正畸矫治关闭间隙后，修复侧切牙以模拟中切牙形态很难取得长期的美学效果。在下牙

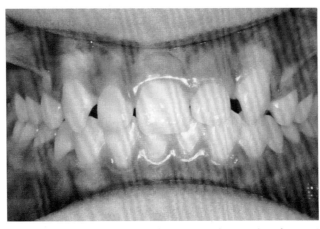

图 2.7 这个拥挤病例中左上颌中切牙丧失后邻牙自行漂移，导致间隙完全丢失

弓，下中切牙丧失合并拥挤时，可以在后期综合性正畸治疗时予以纠正，并且大多数情况下，在牙列未发育完成时不应该保留缺牙间隙，因为这可能导致牙槽骨缺损，使后续间隙关闭更具挑战性。

侧切牙：当上颌侧切牙因为外伤或龋病丧失时，也需要决定保留或关闭间隙。如果侧切牙在上颌恒尖牙萌出之前丧失，尖牙可能会萌出至侧切牙的位置（图 2.8）。此时只能等尖牙萌出后再决定关闭间隙还是重新开辟间隙。这受错𬌗畸形的其他特征影响，主要取决于拥挤 / 间隙的严重程度，恒尖牙的形态、颜色及尖牙是否能替代侧切牙。在下牙列发育期，丧失恒侧切牙通常是可以接受的，这对恒牙列矫治是有利的。

恒尖牙：恒尖牙很少因为外伤或龋病丧失，但因为萌出道异常而无法萌出更为常见。这将在第 7 章中讨论如何处理。

前磨牙和磨牙：第一前磨牙由于龋病丧失可能会导致间隙自行关闭和一些不期望的结果，比如中线偏移和颊侧咬合关系的改变。当第一前磨牙丧失伴牙列拥挤时，应该考虑拔除对侧同颌同名牙，即对称性拔牙。如果需要维持颊侧咬合关系，有时需要补偿性拔牙。但是对称性拔牙或补偿性拔牙有时并非必须，比如使用间隙保持器维持间隙，使拥挤的上尖牙能萌出至牙弓内。

如果牙列发育过程中，第二前磨牙或第一磨牙丧失，不需要进行对称性拔牙维持中线，但可能需要补偿性拔牙维持颊侧咬合关系。其他影响是否采用补偿性拔除恒磨牙的因素包括第二、第三恒磨牙是否存在，对颌牙齿是否可能过度萌出。如果所有磨牙发育正常，则需要考虑补偿性拔除对颌磨牙。这不仅会减少过萌牙咬伤牙龈的可能性，也会防止其阻碍第二磨牙移动，增大第二磨牙移动到正确的前后向位置的可能性。

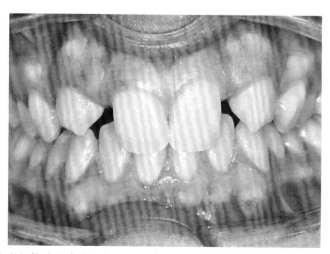

图 2.8 这个拥挤病例中左上颌侧切牙丧失后尖牙向近中萌出，导致间隙完全丢失

额外牙：多生牙和补充牙

干扰牙列正常发育的额外牙最常见于上中线区的锥形牙或正中牙以及瘤样多生牙。正中牙会改变上颌中切牙的萌出通道并导致中切牙间隙，此时需要将其拔除。正中牙可能萌出或不萌出，如果萌出则很容易被拔除（图 2.9）。瘤样多生牙常阻碍中切牙的萌出，因为它直接位于中切牙的舌隆突处。此时多生牙和中切牙均不能萌出，需将多生牙拔除，促使中切牙自行萌出。如果中切牙没有萌出，则需要手术暴露并粘接附件，将其牵引至牙弓内[11]。极少情况下，多生牙与正常牙齿形态相似，按顺序萌出至牙弓内，则称为补充牙。有时牙弓内有足够的间隙容纳这样的牙齿，否则就会出现牙列间隙。但大多数情况下，补充牙会导致局部拥挤，最好拔除补充牙或正常的牙齿。有时很难区分补充牙和正常牙，拔牙取决于以下因素，如牙齿本身的状况，在牙弓内的位置，以及拔除哪颗牙齿最有利于剩余牙齿的自行排齐。

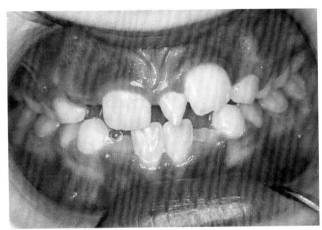

图 2.9 萌出的正中牙导致上颌中切牙偏离其正常萌出道

牙齿大小异常（过小牙 / 巨牙）

牙弓内牙齿过大将导致拥挤，而过小导致间隙，同时和其他牙齿大小的显著差异。此时拔牙是最好的选择。维持或重新开辟间隙取决于问题牙齿所在位置（见恒牙意外丧失）与错𬌗畸形的其他特征。

牙齿位置异常

异位牙最常见于上颌中切牙和上颌恒尖牙，其影响和治疗将在第7章和第8章讨论。

参考文献

[1] Evensen JP, Øgaard B. Are malocclusions more prevalent and severe now? A comparative study of medieval

skulls from Norway. Am J Orthod Dentofacial Orthop,2007,131:710–176.

[2] Helm S, Prydsö U. Prevalence of malocclusion in medieval and modern Danes contrasted. Scand J Dent Res,1979,87:91–97.

[3] Begg PR. Stone age man's dentition. Am J Orthod,1954,40:298–312, 373–383, 462–475, 517–531.

[4] Kaifu Y, Kasai K, Townsend GC, et al. Tooth wear and the "design" of the human dentition: a perspective from evolutionary medicine. Am J Phys Anthropol,2003,122:47–61.

[5] Leighton BC. The early signs of malocclusion. Trans Eur Orthod Soc,1969,45:353–365.

[6] Kennedy DB. Treatment strategies for ankylosed primary molars. Eur Arch Paediatr Dent,2009,10:201–210.

[7] Byrd ED. Incidence of supernumerary and congenitally missing teeth. J Dent Child,1943,10:84–86.

[8] Hunstadbraten K. Hypodontia in the permanent dentition. J Dent Child, 1973,40:115–117.

[9] Sletten DW, Smith BM, Southard KA,et al. Retained deciduous mandibular molars in adults: a radiographic study of long-term changes. Am J Orthod Dentofacial Orthop. 2003, 124:625–630.

[10] Houston WJB, Stephens CD, Tulley WJ. A textbook of orthodontics. Oxford: Wright, 1993.

[11] Yaqoob O, O'Neill J, Gregg T, et al. Management of unerupted maxillary incisors, 2010[2015-09-08]. https://www.rcseng.ac.uk/fds/publications-clinical guidelines/clinical_guidelines/documents/ManMaxIncisors2010.pdf.

第 3 章

第一恒磨牙

Gavin J. Mack

● 摘 要

第一恒磨牙形成及萌出时所伴随的并发症常导致处于混合牙列发育期的患者寻求正畸帮助。第一恒磨牙的预后效果常受到龋坏的影响，这可能意味着必须对混合牙列期拔牙的最佳时机做出决定。

系统化评估包括患者对牙科治疗的依从性、预后、是否存在拥挤以及潜在的骨骼类型。

对于拔除第一恒磨牙时机的建议将会反映后期正畸治疗的需求。第一恒磨牙的拔除将会对后期正畸治疗时的支抗管理产生影响。

正常发育的第一恒磨牙

第一恒磨牙的发育

牙列中很少出现第一恒磨牙（FPM）缺失，而如果出现第一恒磨牙缺失，通常与严重的缺牙症有关。据报道，第一恒磨牙与上颌中切牙被认为是最不可能出现发育缺失的牙齿[1]。形态学研究表明第一恒磨牙的牙胚形成通常在胚胎 17 周，牙冠的钙化在出生时开始[2]。第一恒磨牙通常在 6~7 岁时萌出，牙根的形成将在 9~10 岁完成[3-4]。下颌第一恒磨牙通常早于上颌第一恒磨牙萌出。随着这些牙齿的萌出，它们将会被引导到牙弓内位于第二乳磨牙远中并紧邻其远中面的位置。

G.J. Mack
King's College Hospital Dental Institute, King's College Hospital NHS Foundation Trust,
London SE5 9RS, UK
e-mail: gavin.mack@nhs.net

第一恒磨牙的形态

第一恒磨牙通常是每个象限中最大的一颗牙齿。上颌第一恒磨牙骀面观的外廓呈菱形，通常具有四个牙尖，被不规则的 H 形骀面沟分开。上颌第一恒磨牙通常有三个分叉的牙根，包括一个相对较大的腭根以及两个较小的颊根。下颌第一恒磨牙骀面观的外廓呈五边形，并且倾向于有五个牙尖，被近远中骀面沟分为三个颊尖和两个舌尖。下颌第一恒磨牙通常有两个牙根，一个近中根和一个远中根，都是近中较平远中较弯曲。第一恒磨牙的形态尺寸见表 3.1。

理想咬合

第一恒磨牙随着牙根的形成在口内萌出指导与对颌牙齿产生接触，并且对颌牙齿通常为对颌牙弓内的第一恒磨牙，但是也可能存在与对颌乳牙接触的情况。上下颌第一恒磨牙的关系被 Edward Angle 和 Lawrence Andrews 描述为形成咬合分类的基础。在混合牙列期的患者，如果拥有潜在的 I 类骨骼基础，那么第一恒磨牙通常形成超出 1/2 牙尖的 II 类磨牙关系，同时具有"齐平末端"。

随着第二乳磨牙的脱落，为下颌第一恒磨牙近中移动提供了更多的潜力，从而允许磨牙 I 类关系的建立。

与第一恒磨牙相关的并发症

矿化不全

随着龋病发病率的下降，磨牙切牙发育异常矿化不全（MIH）已经日益被视为影响年轻患者的临床问题 [5]。MIH 起源于第一恒磨牙，矿化不全可累及 1~4 颗第一恒磨牙，并经常累及切牙。患者之间以及个体口腔内的牙齿之间矿化不全的程度会有很大的不同。受影响的磨牙可能有较小的低矿化区，或者更严重的牙齿可能会完全破坏牙齿的咬合面。牙冠的破坏可能会出在受影响的牙齿刚萌出时，患者最初会出现敏感症状，这将进一步影响到萌出牙齿有效的刷牙。

治疗轻度低矿化第一恒磨牙可使用脱敏剂，如反复涂氟漆和每日使用 0.4% 的氟化锡凝胶，严重者使用黏结材料修复局部缺损，如复合材料。具有更明显损害并且更

表 3.1　第一恒磨牙的平均尺寸

	牙冠高度（mm）	牙根长度（mm）	牙冠近远中径（mm）	牙冠颊舌径（mm）
上颌第一恒磨牙	7.5	12.5	10.5	11.0
下颌第一恒磨牙	7.5	14.0	11.0	10.0

大程度釉质低矿化的第一恒磨牙可以通过咬合面覆盖材料来修复，如铸造粘接冠或是预成型不锈钢冠。受损严重的第一恒磨牙如若不能修复可以考虑拔除。

评估受 MIH 影响的第一恒磨牙的预后是困难的。年轻患者中早期出现的受损牙齿能够获得较好的预后以及较小的修复。但是，如果与修复边缘相邻的牙釉质受到影响，那么随着时间的推移，无法阻止进行性的牙釉质破坏，这意味着牙齿的预后必定受到影响。同样的，对于 MIH 影响的第一恒磨牙，允许在发育后期拔除的选择，也会受到牙齿症状及难以修复的影响（图 3.1）。

第一恒磨牙萌出受阻

随着上颌第一恒磨牙萌出，它们会与上颌第二乳磨牙远中根接触并造成远中根的吸收。这种接触的严重程度会影响治疗的选择及管理。温和的撞击会自发解决，据报道，66% 的病例会发生这种改善[6]。较明显的撞击可以通过一些治疗被纠正，如使用分牙圈或分牙簧，或者可以解决乳磨牙脱落后的问题。更严重的情况会导致乳磨牙牙根的吸收并累及到髓腔从而引起患者疼痛。在这种情况下，可以拔除第二乳磨牙，并且一旦第一恒磨牙萌出即可使用间隙保持器（图 3.2）。

第一及第二恒磨牙萌出受阻率相对较低并且据报道为 0.06%。但第一恒磨牙萌出

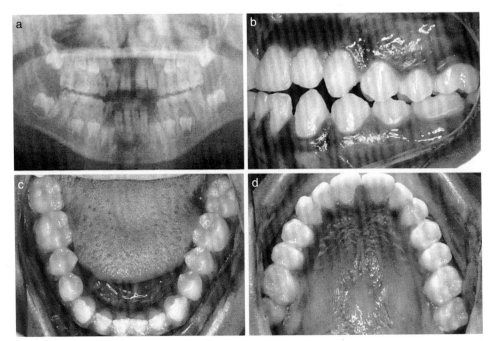

图 3.1　一例 9 岁女孩患有 MIH 以及预后不良的第一恒磨牙。根据左上角 9 岁时拍摄的全景片，决定拔除四个第一恒磨牙。另外三张图片显示同一患者成年时通过复合材料修复前牙以及颊侧关闭间隙从而不需要正畸治疗

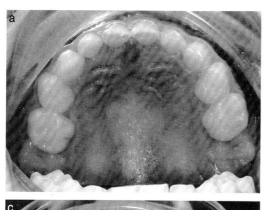
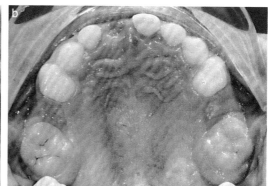
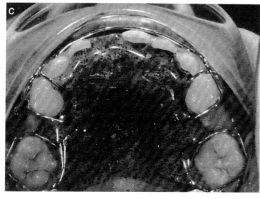

图 3.2　上颌第一恒磨牙被第二乳磨牙远中面阻挡（a），随后拔除上颌第二乳磨牙（b），可摘式间隙保持器被用于预防上颌第一恒磨牙近中倾斜（c）。患者被要求仅在夜间戴用矫治器

失败的临床意义较重要，可能引起前牙开𬌗以及舌功能改变。处于混合牙列期的患者，第一恒磨牙没有与对颌牙弓建立咬合可以被认为是牙齿没有发生正常发育的一种诊断指标。同样的，如果一个年龄较大的患者，第二磨牙的咬合面高于第一恒磨牙的咬合面，说明第一恒磨牙主要是受到萌出失败的影响。这个的临床意义在于，应尽量避免使用拔除其他替代牙齿的方案，因为正畸治疗重新定位第一恒磨牙是不可预测的，而且第一恒磨牙可能对矫治器的正畸力无反应（图 3.3）。

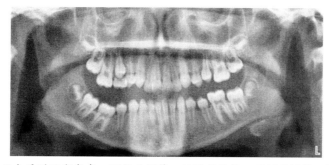

图 3.3　全景片示混合牙列后期患者，下颌右侧第一恒磨牙迟萌。下颌两侧第一恒磨牙萌出过程存在不对称性，下颌左侧第一恒磨牙处于更理想的位置。同时，下颌右下象限内的牙齿萌出顺序异常，从而第二恒磨牙和第二前磨牙垂直向位于第一恒磨牙咬合面上方。这些都是下颌右侧第一恒磨牙萌出受阻的临床指标，而且可能会在正在发育的牙列中被忽视

龋 齿

第一恒磨牙粉面有深而复杂的窝沟，而且下颌第一恒磨牙颊侧通常有颊侧沟。第一恒磨牙萌出时，孩子们正处在不够灵巧或勤快地去全面清理他们口腔内最后一颗牙齿的年龄，如果这时的饮食习惯还不够理想，这些牙齿就易发生龋坏。据报道，近30年来英国龋病发生率下降。但是，近期的研究表明英国大约1/3的15岁儿童仍有龋损并深达牙本质，大部分需要拔除的第一恒磨牙都是因为龋坏。

第一恒磨牙的拔除

对于无龋齿的牙列健康患者，无论是否存在牙列拥挤或是潜在的骨骼异常，都很少会要求拔除第一恒磨牙。这是因为第一恒磨牙在牙弓内的位置意味着拔牙间隙不是用于解除颊侧拥挤或是纠正深覆盖或是反覆盖的理想位置。另外，轻度或是中度拥挤会剩余较大的拔牙间隙，而关闭这些间隙会延长矫治时间。拔除第一恒磨牙通常是在牙齿严重受损或是短时间内难以修复的情况下。另外在年轻患者中，第一恒磨牙虽然没有严重受损，但考虑到长期预后不佳，且有未修复的前磨牙并存在正在发育的第二磨牙或是可能存在的第三磨牙时，会拔除第一恒磨牙。

无论患者的年龄，或是否存在潜在的或发育中的错粭畸形，如果潜在的修复边缘可能位于牙周支持组织和牙槽骨下方，则认为有症状且受损的第一恒磨牙是不可恢复的。同样的，一旦龋坏的釉牙本质被去除，剩余的牙体组织必须为牙体修复提供足够的支持力。

除了第一恒磨牙的条件外，患者因素也会影响拔牙的选择。应该考虑并评估患者的合作情况。复杂的修复治疗，如漫长的牙髓治疗，对于年轻患者来说，无论是在诊所中采用局麻或是镇静，抑或是在手术室进行全麻，都不是常规治疗手段。还应评估个体患者的口腔健康情况。在患有龋齿和牙菌斑控制不良的牙科恐惧症患者的口腔中，可能会拔除多个龋坏并可能修复的第一恒磨牙，作为提高患者牙齿健康的实用治疗的一部分。与之相反的是，治疗配合较好的患者的单颗第一恒磨牙，他们有局部发育不良但并无龋坏，牙列无修复体且口腔健康良好，此时常考虑不拔除第一恒磨牙。

拔除第一恒磨牙的正畸考虑

当患者处于混合牙列期，并存在一个或多个第一恒磨牙因短期或长期预后不佳需要拔除时，需要考虑选择性拔牙对牙列发育及未来咬合的影响。这通常要正畸专科医生来做出决定。

口外评估潜在的面部生长型

骨骼的生长是三维方向的，在年轻患者中，是不可能准确评估未来几年的生长情况。但是，不同的生长模式，尤其是前后向是可以确定，这些可以提示是通过生长改建或是正畸掩饰治疗作为患者未来正畸治疗的一部分。具有潜在Ⅰ类骨面型的年轻患者通常在整个生长期间会维持这种骨骼关系，但是下颌骨后期的生长有可能会导致Ⅲ类倾向。具有潜在Ⅱ类骨面型的年轻患者也可能在整个生长过程中维持Ⅱ类骨面型，同时下颌有利的生长会在一定程度上减少骨性Ⅱ类患者上下颌间的差异。具有潜在Ⅲ类骨面型的年轻患者生长通常会出现渐进以及不利的生长，因此骨性Ⅲ类关系会进一步加重。

口内评估牙齿萌出的存在／缺失状态

牙齿萌出的临床评估对确保患者牙齿发育阶段中拥有完整的乳牙及恒牙是至关重要的。应注意由早期拔牙，创伤或是缺牙症引起的牙齿缺失。此外，评估已萌牙齿尤其是已萌恒牙的龋坏状况和预后对是否拔除第一恒磨牙的具有参考意义。

口内评估上下牙弓内现有的以及潜在的拥挤情况

一般来说，混合牙列期间轻度拥挤被认为会随着牙齿的发育，恒牙在牙弓内会逐渐排齐。混合牙列期已萌牙齿周围间隙过大有可能导致已建立咬合的成人口腔内恒牙周围的间隙。混合牙列期无间隙甚至是存在拥挤，表明随着牙齿发育，牙槽骨比例失调会进一步加重，患者最终会形成拥挤的牙弓。应仔细考虑第一及第二乳磨牙早失的影响。这会导致第一恒磨牙近中前移。对混合牙列的临床检查中，已萌牙齿不一定会出现拥挤，而且有可能会有间隙，但是近中前移的第一恒磨牙会提高第一前磨牙拥挤的可能或甚至是在发育后期阻碍第一前磨牙的萌出。

口内评估咬合

对幼儿的咬合评估可能会因为年轻患者被要求"咬在一起"时下颌有前伸的趋势而变得复杂。应注意评估髁突位于关节窝前方、上方以及对称位置时的咬合情况。骨性Ⅰ类生长模式的混合牙列期患者，上下颌第一恒磨牙的关系可以被描述为具有"齐平末端"，随着牙齿的发育，相对较大的下颌第二乳磨牙的脱落会为下颌第一恒磨牙提供更多的近中前移间隙，从而建立磨牙Ⅰ类关系。

在混合牙列期患者中，第一恒磨牙有不同的末端平面，上下第一恒磨牙的磨牙关系可以反映骨骼潜在的前后向生长模式，磨牙关系倾向于Ⅱ类或Ⅲ类关系是受潜在的上下颌骨的大小和形状影响。

当评估第一恒磨牙的磨牙关系时，应再次考虑牙弓内间隙早失的可能。第一恒磨牙可能会因过早拔除乳磨牙或是邻面龋减少了乳磨牙近远中径而发生近中前移。如果是单个牙弓内间隙早失而对颌没有，那么第一恒磨牙在咬合中的前后向关系便会受影响，从而并不能反映潜在的骨性差异。

对于前牙区咬合，患者的覆盖、覆𬌗不太会受到乳牙早失的影响，但是存在其他因素的影响，如持续存在的吮拇指习惯。具有Ⅰ类切牙关系的混合牙列期患者，覆盖、覆𬌗被认为在正常范围内，是不太可能在未来出现有不利的生长和潜在的骨骼差异。可能存在的例外是有明显的骨性Ⅲ类家族史，那么在后期也会出现明显的下颌骨生长。因此，与患者及其父母或是监护人沟通有助于发现这方面的家族史。在没有吮指习惯时，混合牙列期患者如果有明显的覆盖加深可能是存在潜在的Ⅱ类骨骼生长型并且其在未来不能自行矫正。同样地，如果患者存在切对切或是反覆盖，那么通常是潜在的Ⅲ骨面型，而且随着生长发育会进一步加重。

影像学评估未萌芽的存在／缺失

全景片用于检查所有正在发育的恒牙存在与否和位置。据报道，累及第二前磨牙和第二恒磨牙缺牙症患病率分别为1%~3%和1%，同时这些牙齿的缺失会影响到第一恒磨牙的拔除[10]。第三磨牙的存在或是缺失也是相关的。累及第三磨牙的缺牙症患病率相对较高，在20%~30%的欧洲人群中至少有1/3磨牙缺失[11-13]。另外，据报道，第三磨牙矿化发生在7~10岁[3]。如果第一恒磨牙被拔出，理想的情况是存在第三磨牙并且位置合理。但是，若第三磨牙发育较晚，在10周岁以前的全景片中可能无法识别，这可能意味着混合牙列期患者涉及第一恒磨牙拔除的方案具有临床不确定性，即无法确定第三磨牙是否存在或缺失。

对正畸治疗低需求患者的拔牙决定

拔牙时间

当决定拔除第一恒磨牙的患者以后几乎或根本不需要正畸治疗时，需要考虑的问题是如何避免患者牙列中剩余的拔牙间隙。第一恒磨牙拔牙间隙主要是由第二恒磨牙近中前移关闭。在上颌牙弓，拔牙间隙更有可能自行关闭，因此，拔牙时间对于间隙关闭来说并不敏感。这种间隙关闭是通过上颌第二恒磨牙近中前移以及近中腭向扭转。下牙弓拔牙间隙的自行关闭较难预测，下颌第二恒磨牙有近中倾斜的趋势，这在第二恒磨牙和第二前磨牙间会留有明显的间隙。目前尚缺乏科学证据来准确预测第一恒磨牙拔除的效果。在这方面发表的大多数文献是在20世纪60年代和20世纪70年代。

这类研究倾向于关注拔牙后的整体咬合发展，以及评估覆盖覆𬌗，软组织的变化，而非颊侧咬合的变化[14]。

但是，在缺乏更有力的临床调查的情况下，这些文章已经影响了临床实践。拔除第一恒磨牙后通过第二恒磨牙近中前移完全关闭间隙的理想时间通常是未萌的下颌第二恒磨牙牙根开始钙化时。牙齿发育的这个阶段往往是在 8~10 周岁时。预测第二恒磨牙自行近中前移的其他考虑因素还包括是否存在发育中的第三磨牙和第二恒磨牙的近中倾斜角度。

当要拔除第一恒磨牙的患者需要自行关闭间隙时，还需要考虑的其他因素是牙弓内是否存在拥挤。前磨牙远中后移将使拔牙间隙的关闭变得更为简单（图 3.4 和图 3.5）。在拔除下颌第一恒磨牙时，还要考虑正在发育中的第二前磨牙的位置。理想情况下，这颗牙齿应该被其覆盖的第二乳磨牙牙根包含。如果不是这样，那么第二前磨牙可能会远中后移以及受已存在的第二恒磨牙影响而无法萌出，这将减小下颌第二恒磨牙的近中前移量并导致下颌前磨牙间的间隙（图 3.6）。

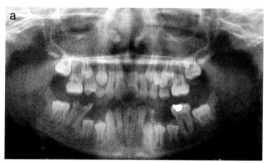 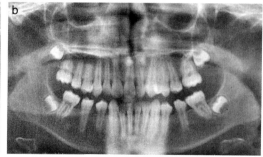

图 3.4　预后不佳的第一恒磨牙拔除后有利的间隙自行关闭。全景片示患者分别于 10 岁（a）和 13 岁时（b）。拔除第一恒磨牙将给正在发育中的前磨牙创造萌出间隙

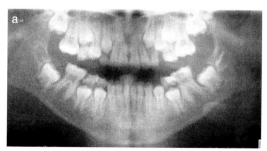 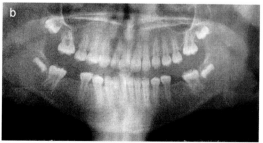

图 3.5　预后不佳的第一恒磨牙拔除后不利的间隙自行关闭。下颌牙弓内存在剩余间隙。第二恒磨牙牙根开始钙化后拔除第一恒磨牙。值得注意的是上颌前磨牙存在拥挤，而下颌牙弓在拔牙前相对不拥挤

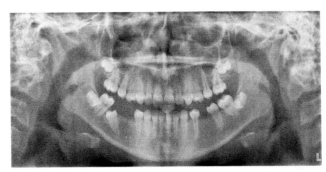

图 3.6 全景片示右下第一恒磨牙拔除后出现右下第二前磨牙阻萌

代偿性拔牙

当第一恒磨牙因预后不佳需要拔除时可考虑代偿性拔牙。当患者口内同一侧对颌牙齿已经拔除后可考虑代偿性拔牙。这种操作被认为有助于间隙自行关闭。

举例说明拔除不可修复的右下第一恒磨牙的同时选择性拔除相对的右上第一恒磨牙。代偿性拔牙的好处是，患者口内该拔牙侧更易发生间隙自行关闭，同时第二恒磨牙会向近中前移，随着萌出接触到对颌牙并建立合理的咬合关系，基本上代替了第一恒磨牙。

考虑代偿性拔牙的原因是如果仅拔除单颌第一恒磨牙将会造成咬合干扰。理论上，如果仅拔除右下不可修复的第一恒磨牙而未拔除对颌右上第一恒磨牙会发生这种情况。也有这样的可能，即对侧右上磨牙会逐渐伸长至拔牙间隙，与下颌牙弓形成非理想的咬合关系并且阻碍了下颌第二恒磨牙向近中前移和自发性关闭拔牙间隙。

目前第一恒磨牙拔除指南建议，一般而言，当需要拔除下颌第一恒磨牙时，最好代偿性拔除上颌第一恒磨牙，这是为了避免上颌第一恒磨牙的伸长。但是，如果上颌第一恒磨牙不得不拔除而对颌第一恒磨牙预后良好时，那么便不建议代偿性拔除下颌第一恒磨牙，因为此时下颌磨牙的伸长可以被忽略[15]。

对称性拔牙

对称性拔牙是指必须拔牙的情况下，选择性拔除同一牙弓内对侧的牙齿。对称性拔牙被认为是维持牙弓对称性的有效方式。例如，拔除右下不可修复的第一恒磨牙同时选择性拔除对侧左下第一恒磨牙。但是，缺乏研究表明对称拔除第一恒磨牙对治疗有益，并且在缺乏明确临床指针的情况下，拔除健康的第一恒磨牙需要慎重考虑。此外，如果有必要，在将来的固定矫治器正畸治疗过程中，有可能矫正由此导致的中线不对称（图 3.7）。基于以上原因，常规拔除对侧健康的第一恒磨牙作为对称性拔牙来维持牙齿中线的措施并不被建议[15]。

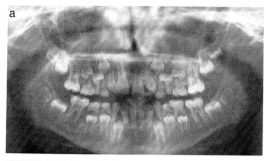
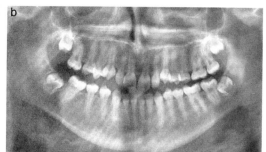
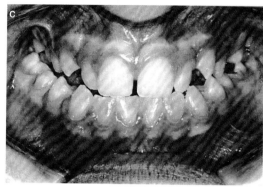

图 3.7 全景片示一名牙本质发育不全的患者，右下第一恒磨牙预后不佳（a）。拔除右上和右下第一恒磨牙，非对称拔牙。图 b 展示了同一患者 5 年后的全景片，发生了可接受的间隙自行关闭。同一患者口内咬合正面照示轻度的中线偏斜（c）。该患者未进行任何正畸治疗

需要正畸治疗的患者第一恒磨牙的拔除

丨类拥挤

在混合牙列期可以评估患者可能的拥挤程度。通过临床检查和近期拍摄的全景片加以评估。拥挤的程度和位置是需要评估的重要因素，病因也同样重要。拔除第一恒磨牙被普遍认为可以自发解除牙弓内的拥挤。这种安氏丨类拥挤主要是由于乳牙早失从而第一恒磨牙近中前移而减少了前磨牙萌出时的可用间隙。但是，拔除第一恒磨牙不太可能显著缓解颊侧段的拥挤。这种拥挤产生的主要原因是牙量骨量失调，发生于牙槽骨容量小于发育中牙齿所需的间隙时。

当牙齿在发育阶段明显存在拥挤时，特别是颊侧区出现拥挤，那么这是以后正畸拔牙考虑的关键因素。如果是轻度拥挤，以后非拔牙矫治也可以矫正，那么在牙齿发育阶段通过拔除预后不佳的第一恒磨牙并发生间隙自行关闭的情况大多是可以实现的。这也解决了预后不佳的第一恒磨牙的修复问题，因为第一恒磨牙最终会被第二恒磨牙取代，而且以后的正畸治疗解除轻到中度拥挤也是相对可实现的。

但是，如果拥挤比较严重，在后期的正畸治疗中更可能采取拔除前磨牙时，对年轻患者，就应避免拔除第一恒磨牙。在严重拥挤的患者中，暂缓预后不佳的第一恒磨

牙的拔除会让牙弓进一步发育，通常拥挤会在这段时间中加重。当第二恒磨牙已经萌出，那么正畸治疗计划应该包括拔除第一恒磨牙并使用上下颌的固定矫治器。拔牙间隙可用来解除唇侧拥挤，而且拔除第一恒磨牙就不用拔除前磨牙。当通过拔除第一恒磨牙解除拥挤时，正畸疗程会延长，因为拔牙间隙大于前磨牙拔除后的间隙。同样，由于拔牙间隙离唇部拥挤较远，治疗过程中需要仔细考虑以下问题：

● 治疗期间的支抗控制。上颌第二磨牙比下颌更易发生近中前移。这就意味着上颌拔牙间隙会被上颌第二磨牙的近中移动所关闭，这就要考虑在整个治疗过程中加强上颌牙弓的支抗。可以通过使用带或不带有 Nnace 托（接触腭黏膜）的横腭杆来加强支抗（图 3.8）。

● 治疗期间第二恒磨牙的位置控制。下颌第二恒磨牙在治疗期间倾向于近中倾斜以及舌向扭转。在关闭间隙阶段可以通过不锈钢方丝来控制这些不需要的牙齿移动。此外，可以考虑从下颌第二恒磨牙舌侧挂 II 类牵引，以及弓丝上使用额外的渐进的冠颊侧转矩（图 3.9）。

● 治疗早期不必要的牙齿唇倾。牙齿"往返"运动会让拥挤的切牙在排齐阶段产生不必要的唇倾。这可能会导致切牙周围牙龈萎缩。为了避免这种情况，前牙可以选择性地纳入固定矫治器中，将弓形控制到可以使用 0.017 英寸 × 0.025 英寸的不锈钢弓丝时，以允许前磨牙和尖牙可以内收到第一恒磨牙拔牙间隙。当拔牙间隙重新分配后，前牙区存在间隙，剩下的前牙即可纳入全口固定矫治中（图 3.10）。

II 类错𬌗畸形

对于 I 类和 II 类错𬌗畸形的患者而言，在有关拥挤度预测的拔牙决定方面是相似的，但存在前后向不调时，需要考虑一些其他的正畸因素。这主要与关闭下颌第一恒磨牙拔牙间隙的难度以及正畸过程中使用功能矫治器有关。

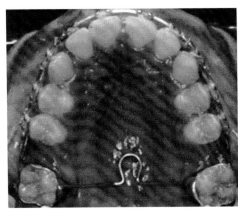
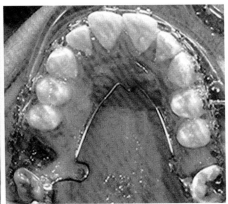

图 3.8 横腭杆（左图）和带有 Nance 托的横腭杆（右图）

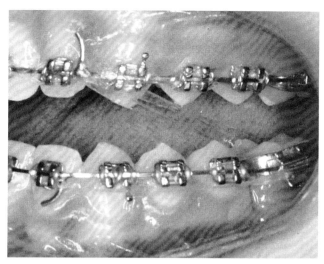

图3.9 下颌第二恒磨牙舌侧挂Ⅱ类牵引。在关闭间隙阶段这有助于下颌第二恒磨牙的近中移动以及控制牙齿的舌向倾斜

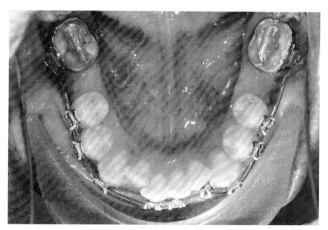

图3.10 排齐阶段选择性粘接及部分结扎拥挤的下切牙可以避免下切牙过度唇倾。当前磨牙和尖牙已经部分内收以及拔牙间隙重新分配后可以将下切牙纳入固定矫治中

安氏Ⅱ类Ⅰ分类切牙关系

深覆盖的患者在拔除第一恒磨牙的正畸固定治疗中一些特殊的考虑，它们包括：

● 上颌需要通过拔牙来内收唇倾的切牙吗？如果需要，那么上颌第一恒磨牙理想的拔牙时间需延迟到第二恒磨牙萌出后。这可以增强上颌牙弓支抗从而保证拔牙间隙至少部分用于上前牙段的内收，并且上颌第一恒磨牙自发性近中移动可以得到控制。加强支抗技术包括使用横腭杆，可能的情况下再配合口外弓、Nance托或是使用临时支抗装置。

● 是否可以尽量减少下颌第一恒磨牙的拔牙间隙以限制下前牙可能的内收。这种情况主要出现在具有深覆盖但下牙弓不拥挤的患者中。因为下颌第二恒磨牙近中移动并不伴有相对的前牙内收及覆盖加深是相当困难的，因此下颌第一恒磨牙拔除的理想时间最好是下颌第二恒磨牙开始自发性近中移动时。如果下牙弓仅需部分关闭间隙，可以在序列固定矫治中配合Ⅱ类牵引。

功能性矫治器主要用于伴有深覆盖深覆𬌗，并有一定程度下颌后缩的生长发育期患者。适合功能性矫治的患者也有可能有预后不佳的第一恒磨牙。在这样的情况下，可能的治疗方法包括：

● 延迟拔牙直到功能矫治阶段结束。这在短时间内是有好处的，原因是第一恒磨牙可以在可摘功能矫治阶段增强固位。这个方法在拥挤病例的长期治疗内也有好处，因为在从功能矫治进入固定矫治阶段，序列拔除预后不佳的第一恒磨牙可以保证第一恒磨牙的拔牙间隙在理想的时间用来排挤牙弓。

● 调整 Twin Block 矫治器的设计。在最常用的功能矫治器中，Twin Block 被认为具有多功能性。通过调整 Twin Block 的设计，可以让前磨牙和（或）乳磨牙提供固位，从而允许在牙弓发育期理想的时间下拔除预后不佳的第一恒磨牙，并通过第二恒磨牙近中前移自行关闭间隙，同时可以在第二恒磨牙萌出前用 Twin Block 矫正安氏Ⅱ类。

● 使用选择性功能矫治器设计。诸如一体式 Frankel 功能调节器相对于分体式的 Twin Block 矫治器更难让患者忍受。但是，当患者口内乳磨牙脱落前磨牙未完全萌出又需要拔除第一恒磨牙时，这种软组织 - 骨组织一体式矫治器，可以在缺乏后牙固位时，利用牙槽骨固位来矫治安氏Ⅱ类错𬌗畸形。

安氏Ⅱ类 2 分类切牙关系

安氏Ⅱ类 2 分类切牙关系的患者第一恒磨牙预后不佳的并发症主要是会影响控制深覆𬌗和解除拥挤的矫治机制。有严重安氏Ⅱ类 2 分类切牙关系的患者，覆𬌗往往很深，而且唇部至少有些牙齿会有拥挤和舌倾。传统的治疗方法是用固定矫治器排齐牙弓以及纠正切牙到正常倾斜度。这些矫治改善了切牙间的角度以及减少了深覆𬌗。如果患者是安氏Ⅱ类 2 分类切牙关系以及牙弓有轻到中度拥挤，那么关闭第一恒磨牙拔牙间隙带来的挑战会加剧治疗机制的复杂性以及影响治疗的最终结果。这是因为近中前移第二恒磨牙，尤其是下颌第二恒磨牙，在没有下前牙内收的情况下在技术上就是难以实现的。因为任何下前牙段的内收都会潜在地内收下前牙并加深覆𬌗。因此早期拔除第一恒磨牙是为了在可能的情况下发生间隙自行关闭。

如果除了安氏Ⅱ类 2 分类的切牙关系，还有严重的拥挤，那么第一恒磨牙的拔除需要延迟到第二恒磨牙萌出，从而允许拔牙间隙可以用来解除拥挤。通常，在有深覆𬌗以及较低垂直骨面型的患者中，关闭拔牙间隙较难，所以通常不需要加强支抗，使

用 Ⅱ 类牵引可以帮助关闭下颌间隙同时减小深覆殆。

安氏 Ⅲ 类错殆畸形

在对混合牙列期患者进行评估时，潜在的骨性 Ⅲ 类会让治疗过程变得复杂，因为面部生长通常会增强 Ⅲ 类倾向，但不知道具体的生长程度。围绕骨性 Ⅲ 类严重程度的不确定性主要影响安氏 Ⅲ 类错殆畸形是否仅通过单纯正畸掩饰治疗而非正颌治疗得到满意的结果。治疗计划决策中的关键问题是对下前牙区的控制。

在轻度至中度骨性 Ⅲ 类的患者中，如果预期进行正畸掩饰治疗，那么需要进一步内收下切牙并且需要纠正反覆盖，建立令人满意的前牙咬合关系。因此如果可能的话建议避免过早拔除预后不佳的第一恒磨牙。这就意味着暂存的第一恒磨牙可以纳入以后正畸拔牙模式中，通过部分前移下颌第二恒磨牙以及内收下前牙来关闭下颌第一恒磨牙拔牙间隙可以有助于 Ⅲ 类错殆畸形的纠正。在上颌牙弓，上颌第二恒磨牙有更易近中前移的趋势，所以在没有任何拥挤的情况下，上牙弓的拔牙间隙将会可预测的关闭而不会伴有上前牙明显的内收。

如果以后预期进行正颌治疗那需要另一种的患者管理方法。在这种情况下，下前牙往往需要去代偿来保证手术治疗能够纠正真正的潜在的骨性差异。这意味着在不拥挤的牙弓中，在牙齿发育期就需拔除预后不佳的第一恒磨牙以允许尽可能多的间隙自行关闭。这比推迟拔牙直到开始手术前正畸治疗更合适，因为在没有拥挤的情况下，去代偿下颌舌倾的前牙同时关闭下颌第一恒磨牙间隙可能会具有挑战性。

在上颌，预后不佳的第一恒磨牙的管理与任何可能的拥挤程度和上切牙去代偿的需求有关。在没有拥挤，排列整齐的牙弓中，拔除上颌第一恒磨牙能允许可预测的第二恒磨牙近中前移。在拥挤的上颌牙弓中，或是需要上切牙需要去代偿的牙弓中，应该考虑延迟拔除第一恒磨牙以允许上颌第二恒磨牙的萌出。这是因为在拔除上第一恒磨牙之前允许第二恒磨牙的萌出可以有助于上颌使用加强支抗装置，而且可以避免术前管理中需要再额外拔除上颌前磨牙。通常拥有拥挤和严重骨性 Ⅲ 类不调的患者，在他们青少年后期并不愿意延迟到术前正畸才改善上切牙的外观。因此仅在青少年早期就排挤上颌牙弓对于这些患者是及时且有益的。这种相对简单的治疗可以将拔除预后不佳的第一恒磨牙纳入考虑。这意味着，当生长还在进行并且患者开始考虑未来是否需要正颌时，无须考虑恢复和稳定预后不佳的第一恒磨牙的问题。

总结 当评估有预后不佳第一恒磨牙的年轻患者时，需要考虑许多因素。这包括单颗牙齿的预后，发育中的咬合和可能的未来正畸治疗的机制。

总而言之，适合于个别案例的主要原则包括：

● 在年轻患者中，当第一恒磨牙无法修复或患者无法配合稳定第一恒磨牙的修复治疗时，即使会使未来的正畸治疗变得复杂，也必须拔除。

● 存在明显错殆畸形的发育期年轻患者，未来正畸治疗时可能需要拔除第一恒牙时，尽管延迟第一恒磨牙的拔除直到第二恒磨牙萌出会使未来正畸治疗的支抗管理变得复杂化，但是会减少拔除其他恒牙的需要。

● 在拔除上颌第一恒磨牙后，通过上颌第二恒磨牙近中前移关闭拔牙间隙相对可以预测。如果用上颌第一恒磨牙的拔牙间隙来纠正错殆畸形，那么就需要加强支抗装置。

● 在拔除下颌第一恒磨牙后，通过下颌第二恒磨牙近中前移关闭拔牙间隙较难预测。如果未来正畸治疗不需要缓解前牙拥挤或是内收下前牙，那么建议在牙弓发育的合适时机拔除下颌第一恒磨牙以允许拔牙间隙的自行关闭。

● 牙齿发育阶段间隙发生自行关闭的合适时机与下颌第二恒磨牙根分叉开始钙化有关。其他因素例如第二恒磨牙的倾斜角度以及是否存在正在发育的第三恒磨牙对于预测间隙发生自行关闭的可能性来说同样是有用的指标。

● 当下颌预后不佳的第一恒磨牙需要拔除并且需要间隙自行关闭时，上颌代偿性拔除完整的第一恒磨牙会让下颌间隙自行关闭更可预测。如果上颌第一恒磨牙已经拔除不建议代偿性拔除健康的下颌第一恒磨牙来进行间隙关闭。

● 通常也不建议对称性拔除健康的第一恒磨牙来维持牙弓对称性。

● 通过在混合牙列期提供合适的正畸建议，结合恒牙列期的固定矫治和合理的支抗管理，大多数临床病例可以避免除了拔除预后不佳的第一恒磨之外再拔除其他恒磨牙。

参考文献

[1] Khalaf K, Miskelly J, Voge E,et al. Prevalence of hypodontia and associated factors: a systematic review and meta-analysis. J Orthod,2014,41(4):299–316.

[2] Ooë T. Human tooth and dental arch development. St. Louis: Ishiyaku EuroAmerica, 1981.

[3] Berkovitz BKB, Holland GR, Moxham BJ. Oral anatomy, embryology and histology. New York: Mosby, 2002.

[4] Nanci A. Ten Cate's Oral Histoligy Development, structure and Functions: 8/e. Elsevier india, 2012. Ten Cate AR. Oral anatomy: development, structure and function,2014.

[5] Crombie F, Manton D, Kilpatrick N. Aetiology of molar–incisor hypomineralization: a critical review. Int J Paediatr Dent,2009,19(2):73–83.

[6] Young DH. Ectopic eruption of the first permanent molar. J Dent Child,1957,24:153–162.

[7] Prece JW. The incidence of unerupted permanent teeth and related clinical cases. Oral Surg,1985,29:420–425.

[8] Pitts NB, Chestnutt IG, Evans D, et al. 1 Verifiable CPD Paper: the dentinal caries experience of children in the United Kingdom, 2003. Br Dent J, 2006,200(6):313–320.

[9] Albadri S, Zaitoun H, McDonnell ST, et al. Extraction of first permanent molar teeth: results from three dental hospitals. Br Dent J,2007,203(7):E14.

[10] Polder BJ, Van't Hof MA, Van der Linden FP, et al. A meta-analysis of the prevalence of dental agenesis of permanent teeth. Community Dent Oral Epidemiol,2004,32(3):217–226.

[11] Grahnén H. Hypodontia in the permanent dentition: a clinical and genetical investigation, vol.3. Lund: Gleerup,1956.

[12] Haavikko K. Hypodontia of permanent teeth. An orthopantomographic study. Suom Hammaslaak Toim, 1970,67(4):219–225.

[13] Neal JJ, Bowden DE. The diagnostic value of panoramic radiographs in children aged nine to ten years. Br J Orthod,1988,15(3):193–197.

[14] Thunold K. Early loss of the first molars 25 years after//Report of the congress. European Orthodontic Society,1970:349.

[15] Cobourne MT, Williams A, Harrison M. National clinical guidelines for the extraction of first permanent molars in children. Br Dent J,2014,217:643–648.

第 4 章

多生牙

Helen Tippett, Martyn T. Cobourne

● 摘 要

　　多生牙是指比正常牙列多的牙齿。多生牙在恒牙列多见，乳牙列罕见。男性发生率是女性的 2 倍，上颌前牙区最常见（据报道上颌发生率是下颌的 5~10 倍）。多生牙几乎可见于牙弓内的任何部位，可根据牙齿形态和位置分类。与牙发育不全类似，多生牙可以单独发生或者与综合征并存。处理方法主要取决于多生牙的类型、位置、数目及伴发症状。

概 述

　　多生牙是指比正常牙列多的牙齿。常为孤立的病变，少数与一些发育障碍伴发。它们可能在牙列发育期间引起局部问题，进而需要拔除。

发病率

　　据报道乳牙列中多生牙发病率为 0.3%~0.8%，恒牙列为 1.2%~3.5%[1-2]（综述 [3]）。发病率的变化范围较大可能是因为使用的研究方法不同、研究对象的年龄范围和人群不同。乳牙列期有多生牙的患者在恒牙列期出现多生牙的概率更高。然而，也有人认为，这不一定是显著的危险因素 [4]。

H. Tippett (✉) • M.T. Cobourne
Orthodontic Department, King's College Dental Institute, London, UK

Department of Orthodontics, Craniofacial Development and Stem Cell Biology,
King's College London Dental Institute, London SE1 9RT, UK
e-mail: helen.tippett@nhs.net

很多研究表明在恒牙列期男性罹患多生牙的概率是女性的两倍，但这取决于研究人群，而且这个比例存在很大的差异（1.3：1~2.64：1）[2,5-6]。乳牙列期没有显示出这种性别差异。

多生牙可以是单个或多个，可以在单侧或双侧，上颌或下颌出现。很多研究发现大部分患者仅有一颗或两颗多生牙，多发性多生牙常见于有相关综合征或系统性疾病的患者（表4.1）。最常与多生牙相关的综合征是颅骨锁骨发育不全（OMIM 119600）和家族性腺瘤性息肉病（OMIM 175100）。

表4.1　与多生牙相关的疾病

疾病	OMIM 编码
唇裂和（或）腭裂	
颅骨锁骨发育不全	119600
家族性腺瘤性息肉病	175100
Opitz GBBB 综合征	300000
Rubinstein-Taybi 综合征（RSTS1）	180849
Rubinstein-Taybi 综合征（RSTS2）	613684
Robinow 综合征（显性形式）	180700
Kreiborg-Pakistani 综合征	614188
胰岛素抵抗性糖尿病伴黑棘皮病	610549
Ehlers-Danlos 综合征（经典型）	130000
Ehlers-Danlos 综合征（过度活动型）	130020
Ellis-van Creveld 综合征	225500
色素失调征	308300
Fabry 病	301500
毛发 – 鼻 – 指（趾）综合征	190350
Nance-Horan 综合征	302350
神经纤维瘤病 1 型	162200
口 – 面 – 指（趾）综合征	311200

OMIM：在线人类孟德尔遗传

颅骨锁骨发育不全（CCD）是一种罕见的先天性缺陷，为常染色体显性遗传。患者表现为颅骨缝长期未闭合，锁骨发育不全和牙发育异常（图4.1），包括多颗未萌

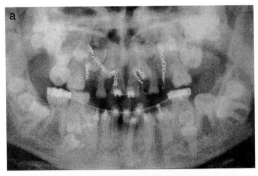
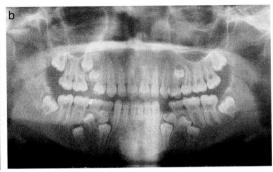
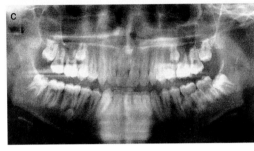

图 4.1　a. 颅骨锁骨发育不全患者正畸术中全景片。前磨牙和磨牙区可见多发性未萌多生牙。b. Ⅱ型神经纤维瘤患者的全景片，伴随前磨牙区多发性未萌多生牙。c. 该患者有 5 颗后期形成的多生牙，且没有潜在病史

出的多生牙。涉及转录因子 CBFA1 的 *RUNX2* 基因的功能缺失突变将导致 CCD[7-8]，该病的致病基因定位于染色体 6p21[9]。

　　家族性腺瘤性息肉病（FAP）是一种常染色体显性遗传病，有多种表现形式。主要特征为结肠和直肠的多发性腺瘤性息肉，有恶变的可能。FAP 的主要致病基因 APC 位于 5 号染色体的长臂上[10]。Gardner（加德纳）综合征是 FAP 的公认变体，最初通过结肠外病变，特别是口腔和颌面部异常与 FAP 鉴别。据报道，多达 30% 的患者有多生牙的表征，远远高于正常人群[11]。

　　尽管多生牙与许多疾病相关（表 4.1），但最近的文献综述认为，如果一种疾病只有一两个患者表现出多生牙的症状，那么这可能只是偶然现象，而非疾病和多生牙之间真的有关联[12]。

　　据报道唇腭裂患者多生牙发病率为 1.9%~10%[13]，可能是裂隙形成过程中牙板发育不良引起。多生牙是在裂隙区域第二常见的发育异常[14-15]。

　　尽管罕见，但已经有病例报道患者在没有任何全身疾患时也可能出现多发性多生牙[16-17]（图 4.1）。

病　因

　　尽管目前已提出多种假说，但多生牙的病因尚未完全阐明。有人认为是因为牙板的过度活跃[6]，这个假说认为多余的牙蕾向舌侧延伸，发育成形态正常的牙齿，而牙

板的上皮剩余增殖形成多生牙。还有人认为多生牙具有遗传易感性甚至是多因素疾病[18]。许多家庭研究都支持遗传因素的存在；多生牙患者的子女罹患多生牙的风险较正常人群增加了6倍[19]。此外，伴性遗传或外显率的变化可以解释为什么多生牙好发于男性。尽管多生牙有很大的遗传倾向，但其遗传模式并不完全符合孟德尔模型。此外，小鼠模型也证明了多生牙形成的遗传基础，缺失性或者获得性功能突变的小鼠都有形成多生牙的可能[20]。

多生牙是一种牙齿发育异常，因此，更多地了解这一复杂过程背后的分子机制，将深化当前的认知。尽管遗传是与多生牙最密切相关的致病因素，但它并不是孤立地发挥作用，不同的分子信号通路与转录因子也起着重要作用[21-23]。

分　类

多生牙通常按照他们的位置（图4.2）或形态（表4.2）来分类。

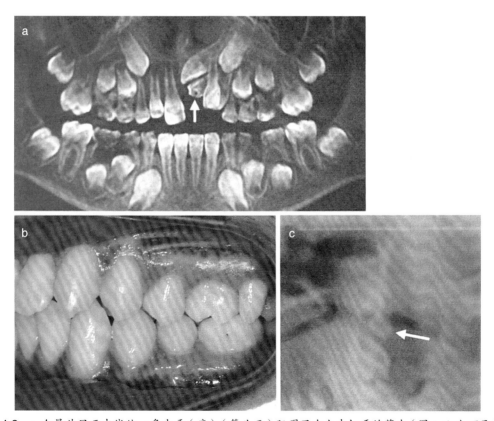

图4.2　a.全景片显示中线处一多生牙（瘤）（箭头示）阻碍了左上中切牙的萌出（图4.4b也可见）。b.左上第一磨牙与第二磨牙之间有多生牙萌出。c.改良侧斜位X线片显示左上颊侧远中有一磨牙（箭头示）

表 4.2　恒牙列中多生牙的形态学分类

	典型的形态	频率（%）	数目	位置	萌出情况
锥形牙	小	74.8[a]	多单发	上颌前部	可能会腭侧萌出，但是颊侧很少见
	钉状	83.5[b]		常见于中切牙见	
	根发育正常			可能会倒长	
桶状牙	多牙尖	11.9[a]	通常成对出现	上颌中切牙腭侧	很少萌出但会阻碍上颌中切牙萌出
	根部发育异常或缺失				
额外牙	与正常牙齿相似	6.9[a]	多单发	牙列末端	通常能够萌出
				最常见于上颌侧切牙	
牙瘤	包含上皮和间充质来源的钙化牙齿组织的小畸形团块	6.4[a]	可在一个结构中见多个多生牙	复杂类型更常见于后牙区	
	组合型：结构类似于发育完全的牙齿				
	混合型：与正常牙齿几乎没有相似之处				

a.Rajab 及 Hamdan[6]。b.Liu 等 [5]

位 置

正中额外牙：位于中线处；

磨牙旁多生牙：位于上颌磨牙颊侧或舌侧，或者位于第二、第三磨牙颊侧；

磨牙远中多生牙：位于第三磨牙远中。

只有一颗或两颗多生牙好发于上颌前牙区[2,5-6,16]，其次是下颌前磨牙区。多生牙极少发生于下颌切牙区，萌出更为少见[5-6,24-25]（图 4.3）。有多个多生牙的非综合征患者，

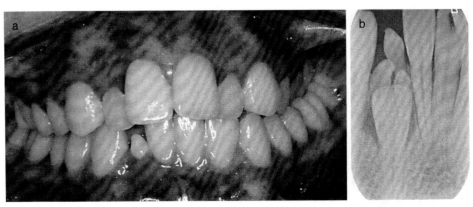

图 4.3　罕见的锥形多生牙萌出阻碍了右下侧切牙的萌出。a.多生牙位于右下中切牙及尖牙之间。b.锥形牙对应的根尖 X 线片

多生牙更多发生于下颌前磨牙区。

形态学

乳牙列中的多生牙通常表现为正常形态或者锥形牙。在恒牙列中，多生牙存在更多的变异，通常分为四类：锥形牙、桶状牙、额外牙以及牙瘤（图4.4）。每种牙都有特定的特征（表4.2）。锥形牙是最常见的类型[5-6,16]，其次是桶状牙和额外牙。由于牙瘤普遍不被视为多生牙的一种而未纳入样本研究，因此牙瘤的发作频率不太清楚[16]。如表4.2所示，形态也与多生牙萌出可能性有关。研究表明，数目异常类的多生牙最可能萌出，其次是锥形和桶状牙。

临床表现

多生牙的存在可能对牙列的发育没有影响，并且可能是患者初次寻求正畸治疗时

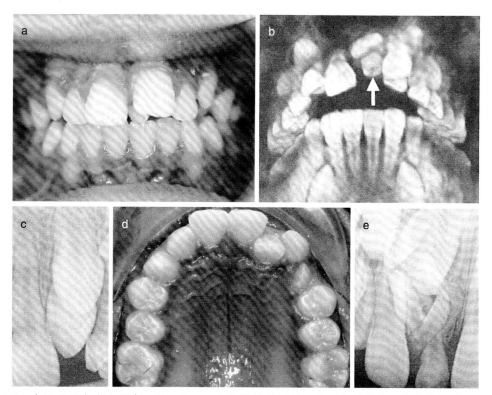

图4.4 在恒牙列中多生牙有四种分类。a.中线处的锥形牙，已萌出并取代了左上中切牙 b.CBCT显示未萌出的桶状多生牙（图4.2a）。c.根尖X线片显示多生尖牙及左上颌尖牙。d.图c中的患者颌面观可见多生尖牙在正常尖牙远中萌出，而正常尖牙位于颊侧。e.上颌标准咬合片可见上颌前部存在牙瘤阻碍上颌右侧中切牙的萌出，该牙瘤是4颗牙齿形成的两对融合牙组成

偶然发现的（图4.5）。但是，在有些情况下，多生牙可能导致各种效应，如错位、拥挤（图4.6）、牙根弯曲、牙根吸收，囊性变以及鼻腔萌出。一般病理性变化很罕见，最常见的并发症是中切牙迟萌（图4.7）。

处 理

首先需要仔细的临床以及放射检查定位多生牙。治疗方案取决于多生牙的位置和种类，以及对邻牙的影响。

常规的放射技术如全景片、上颌标准咬合片以及根尖片等投照技术（平行或垂直）可以组合使用来定位多生牙，并且可以提供足够的信息以安全拔除多生牙。但是如果

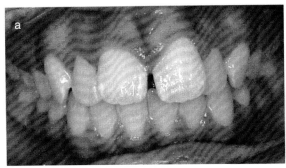
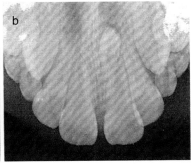

图4.5 a.在临床检查中并没有明显理由怀疑该牙列有多生牙。b.一张早期的上颌标准咬合片显示了中线附近存在一颗未萌出的锥形多生牙

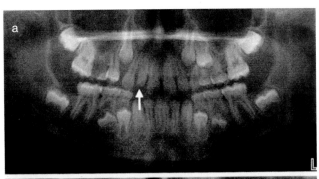
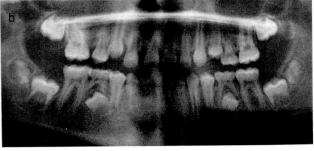

图4.6 a.全景片显示临近右上中切牙的多生牙（箭头所指）导致右上侧切牙的移位以及右上尖牙区段的拥挤。b.拔除多生牙并配合上颌可摘矫治器使得右上侧切牙近中移动，并提供间隙给右上尖牙萌出。注意右上第二前磨牙缺失

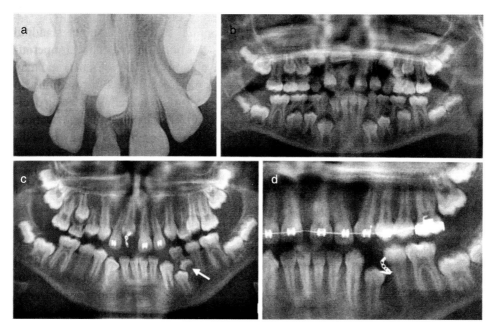

图 4.7 a. 上颌标准咬合片。图 b. 全景片显示上颌中线处存在一锥形多生牙，同时伴有右上乳中切牙的滞留以及右上中切牙萌出失败。右上乳中切牙以及多生牙被拔除，右上中切牙暴露并粘接矫治器。随着右上中切牙排齐，医生注意到左下颌第一前磨牙萌出延迟。c. 全景片清楚可见后形成的多生前磨牙（箭头所指）先于下颌第一前磨牙萌出并阻止其萌出。仔细观察早期的全景片 b 可发现左下颌第一乳磨牙根之间可以看到该多生牙的迹象。手术摘除多生前磨牙并暴露左下颌第一前磨牙，粘接矫治器。d. 局部全景片显示左下颌第一前磨牙在没有主动牵引的情况下萌出

需要观察正在发育的牙根，或者对再吸收进行评估，又或确实需要决定是否可以在不拔除多生牙的情况下进行正畸牙移动，那么就需要采用 CBCT（图 4.8）。这种成像技术已经被证实可以加强定位多生牙的能力[5]。实际上，基于 CBCT 的评估，已经提出了一种对上颌前牙弓中多生牙的复杂位置进行分类的系统[5]。

　　在某些情况下，特别是当多生牙的位置不太可能影响潜在的正畸牙移动或者拔除它将对相邻牙齿的根部造成重大风险时，不一定能及时做出干预[5]（图 4.9）。许多学者认为，多生牙的早诊断早治疗可以限制并发症的发生，但是早期拔除多生牙也是很有争议的。如果多生牙位于上颌中切牙附近，则建议延迟拔除多生牙直至牙根发育完成[6]。这是由于早期拔除多生牙对于正在发育中的牙根造成损害的风险太大。这一原理同样适用于前磨牙区域中的多生牙。观察牙列进一步的发育情况，抑或决定原位保留多生牙，可以在适当的时间间隔对患者进行复查以及重新拍片评估（图 4.9）。Tyrologou 等人[27]回顾了 43 例中切牙间多生牙患者，报告并未发生并发症。

　　但是，如果多生牙干扰正常牙齿的发育或者妨碍正畸牙移动，又或者有证据显示发生病理变化，则计划将其拔除。在极少数情况下，如多生牙影响唇腭裂患者的牙槽骨移植，则可能需要拔除。类似的情况，如多生牙位于潜在的种植位置，则需要拔除。

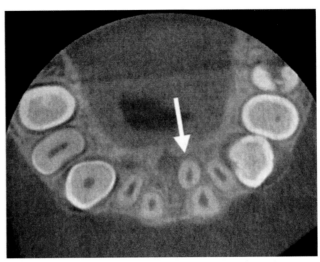

图 4.8 CBCT 显示左上中切牙腭侧一锥形多生牙（箭头所指）并没有干扰上颌中切牙的萌出（同样可见于图 4.5a）。治疗计划减少深覆盖以内收上唇。CBCT 显示多生牙与左上中切牙根部接近会干扰正畸牙移动，因而通过外科手术拔除

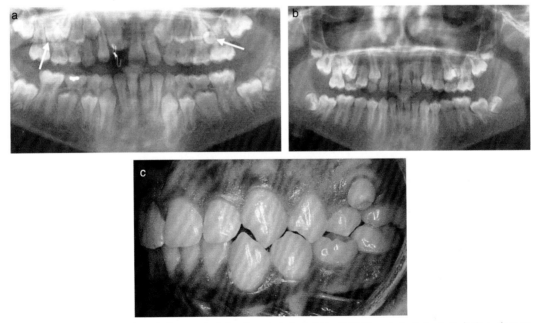

图 4.9 一例就诊时 9 岁的患者右上乳中切牙以及右上乳侧切牙滞留，右上中切牙及中线上有两颗多生牙未萌出。拔除这些滞留牙齿并在右上中切牙上粘接金属丝。a. 术后 8 个月复查时的全景片示，两个多生牙（箭头所示）在两个象限中发育。该多生牙并没有干扰这些区域内牙齿的发育 b. 并且在此期间患者进行了上牙弓的简单排齐。c. 在患者 17 岁时进行了复查并提出拔除多生牙。右上象限中，多生牙在右上前磨牙和第一磨牙之间腭侧萌出。左上象限中，多生牙在右上前磨牙和第一磨牙之间颊侧萌出（如图所示）

在一些复杂病例中，手术拔除多生牙可能损失可用的骨量，那么种植体植入前也可能需要进行骨移植。

上颌前牙区出现多生牙并伴有上颌切牙永远无法萌出的患者以及需要全身麻醉拔牙的患者，一般需要将未萌出的切牙暴露并且粘上正畸矫治装置牵出。牙齿萌出的时间受到位移程度以及牙弓中可用间隙大小的影响（详见第 7 章）。

当多生牙类型为额外牙时，通常因为相邻的牙齿拥挤或移位而拔除，如果保留的话，难度主要来自牙的大小与牙弓之间的差异。选择拔牙主要取决于牙冠、牙根形态以及牙的位移程度。

多生牙也可能发育得很晚[28-29]，已有文献中报道那些中线有多生牙的患者发生多生前磨牙的风险有增加[30]。图 4.7 显示一个患者的初始 X 线片，片中可见中线处有多生牙。患者在手术拔除多生牙并暴露切牙粘接托槽后，经过片段弓治疗排齐切牙。然而，在治疗过程中，医生定期复查发现左下第一前磨牙萌出延迟。射线片显示存在另一个后期发育的多生牙，随后拔除，暴露第一前磨牙并粘接矫治器促进萌出。这表明需要跟进随访已拔除多生牙的患者，确定是否还有其他多生牙发育。

参考文献

[1] Brook AH. Dental anomalies of number, form and size: their prevalence in British school children. J Int Assoc Dent Child,1974,5:37–53.

[2] Mahabob MN, Anbuselvan GJ, Kumar BS, et al. Prevalence rate of supernumer ary teeth among non-syndromic South Indian population: an analysis. J Pharm Bioallied Sci,2012,4(Suppl S2):373–375.

[3] Ata-Ali F, Ata-Ali J, Penarrocha-Oltra D,et al. Prevalence, etiology, diagnosis, treatment and complications of supernumerary teeth. J Clin Exp Dent,2014,6(4):e414–418.

[4] Marinelli A, Giuntini V, Franchi L, et al. Dental anomalies in the primary dentition and their repetition in the permanent dentition: a diagnostic performance study. Odontology,2012,100:22–27.

[5] Liu DG, Zhang WL, Zhang ZY, et al. Three-dimensional evaluations of supernu merary teeth using cone-beam computed tomography for 487 cases. Oral Surg Oral Med Oral Pathol Oral Radiol Endod, 2007,103:403–411.

[6] Rajab LD, Hamdan MA. Supernumerary teeth: review of the literature and a survey of 152 cases. Int J Paediatr Dent,2002,12:244–254.

[7] Lee B, Thirunavukkarasu K, Zhou L, et al. Missense mutations abolishing DNA binding of the osteoblast-specific transcription factor OSF2/CBFA1 in cleidocranial dysplasia. Nat Genet,1997,16:307–310.

[8] Mundlos S, Otto F, Mundlos C, et al. Mutations involving the transcription factor CBFA1 cause cleidocranial dysplasia. Cell,1997,89:773–779.

[9] Mundlos S, Mulliken JB, Abramson DL, et al. Genetic mapping of cleidocranial dysplasia and evidence of a microdeletion in one family. Hum Mol Genet,1995,4:71–75.

[10] Bodmer WF, Bailey CJ, Bodmer J, et al. Localization of the gene for familial adenomatous polyposis on chromosome 5. Nature,1987,328:614–616.

[11] Wijn MA, Keller JJ, Giardiello FM, et al. Oral and maxillofacial manifestations of familial adenomatous

polyposis. Oral Dis,2007,13:360–365.

[12] Lubinsky M, Kantaputra PN. Syndromes with supernumerary teeth. Am J Med Genet A,2016,170:2611–2616.

[13] Akcam MO, Evirgen S, Uslu O, et al. Dental anomalies in individuals with cleft lip and/or palate. Eur J Orthod, 2010,32:207–213.

[14] Tereza GP, Carrara CF, Costa B. Tooth abnormalities of number and position in the permanent dentition of patients with complete bilateral cleft lip and palate. Cleft Palate Craniofac J, 2010,47:247–252.

[15] Tsai TP, Huang CS, Huang CC, et al. Distribution patterns of primary and permanent denti tion in children with unilateral complete cleft lip and palate. Cleft Palate Craniofac J,1998,35:154–160.

[16] De Oliveira Gomes C, Drummond SN, Jham BC, et al. A survey of 460 supernumerary teeth in Brazilian children and adolescents. Int J Paediatr Dent,2008,18:98–106.

[17] Orhan AI, Ozer A, Orhan K. Familial occurrence of nonsyndromal multiple supernumerary teeth. A rare condition. Angle Orthod, 2006,76:891–897.

[18] Brook AH. A unifying aetiological explanation for anomalies of human tooth number and size. Arch Oral Biol,1984,29:373–378.

[19] Kawashima A, Nomura Y, Aoyagi Y,et al. Heredity may be one of the etiologies of super numerary teeth. Pediatr Dent J, 2006,16:115–117.

[20] Cobourne MT, Sharpe PT. Making up the numbers: The molecular control of mammalian dental formula. Semin Cell Dev Biol,2010,21:314–324.

[21] Anthonappa RP, King NM, Rabie AB. Aetiology of supernumerary teeth: a literature review. Eur Arch Paediatr Dent,2013,14:279–288.

[22] Fleming PS, Xavier GM, DiBiase AT, et al. Revisiting the supernumerary: the epide miological and molecular basis of extra teeth. Br Dent J,2010,208:25–30.

[23] Xavier GM, Patist AL, Healy C, et al. Activated WNT signalling in postnatal SOX2-positive dental stem cells can drive odontoma formation. Sci Rep, 2015,5:14479.

[24] Fukuta Y, Totsuka M, Takeda Y, et al. Supernumerary teeth with eumorphism in the lower incisor region: a report of five cases and a review of the literature. J Oral Sci,1999,41:199–202.

[25] Tanaka S, Murakami Y, Fukami M, et al. A rare case of bilateral supernumerary teeth in the mandibular incisors. Br Dent J,1998,185:386–388.

[26] Kurol J. Impacted and ankylosed teeth: why, when, and how to intervene. Am J Orthod Dentofacial Orthop,2006,129:S86–890.

[27] Tyrologou S, Koch G, Kurol J. Location, complications and treatment of mesiodentes–a ret rospective study in children. Swed Dent J,2005,29:1–9.

[28] Breckon JJ, Jones SP. Late forming supernumeraries in the mandibular premolar region. Br J Orthod, 1991,18:329–331.

[29] Chadwick SM, Kilpatrick NM. Late development of supernumerary teeth: a report of two cases. Int J Paediatr Dent,1993,3:205–210.

[30] Solares R, Romero MI. Supernumerary premolars: a literature review. Paediatr Dent,2004,26:450–458.

第 5 章

牙齿发育不全

Sirpa Arte, Wael Awadh, Pekka Nieminen, David P. Rice

● 摘　要

　　本章重点是牙列发育过程中牙齿发育不全问题。首先讨论了该病的流行病学和发病原因，重点是遗传和环境因素。讨论相关疾病以及有牙齿发育不全表现的综合征，包括唇裂、腭裂等。最后讨论了牙列发育过程中牙齿发育不全患者的临床管理。

定义及诊断

　　牙齿发育不全（先天缺牙）是最常见的发育异常之一，即未能发育到正常数量的20颗乳牙或32颗恒牙。如果一个牙齿没有在口腔中萌出并且在该萌出的年龄时放射线片中亦不可见，则该牙被定义为先天缺失。

　　通常乳牙在3岁全部萌出，除了第三磨牙之外的其他恒牙在12~14岁萌出。因此3~4岁的儿童适合通过临床检查诊断乳牙发育不全，12~14岁的儿童适合诊断恒牙发育不全，不包括第三磨牙。根据不同组牙齿的发育时间表，可以在患者较年轻的时候通过影像片诊断。因此，重要的是要注意孩子的年龄以及预测牙齿萌出的阶段。建议

S. Arte (✉) • W. Awadh • P. Nieminen
Department of Oral and Maxillofacial Diseases, University of Helsinki, Helsinki, Finland
e-mail: Sirpa.Arte@Helsinki.fi; wael.awadh@helsinki.fi; pekka.nieminen@Helsinki.fi

D.P. Rice
Department of Oral and Maxillofacial Diseases, University of Helsinki, Helsinki, Finland

Department of Oral and Maxillofacial Diseases, Helsinki University Hospital,
Helsinki, Finland
e-mail: David.Rice@Helsinki.fi

使用全景放射技术，并配合临床检查来检测或确诊牙齿发育不全。

牙列的发育从胚胎发育的第二个月开始并持续多年，一直到青春期第三磨牙萌出。根据其发育阶段，在射线片中可见牙胚。乳牙列矿化是产前早期开始的，而第一个恒磨牙在围生期开始矿化，除第三恒磨牙的其他恒牙是在 6 岁之前。但是，这些牙囊在更早些时候可以看见。值得注意的是，矿化阶段和牙龄的差异存在于相同年龄的个体中，取决于种族背景、性别乃至家庭和个人。因此，即使在 6 岁时像第二前磨牙一样晚期矿化的牙胚也会产生假阳性诊断，所以之后需要进一步确认。

专业术语

个别牙发育不全，牙列发育不全、先天性牙缺失和先天缺牙是描述牙齿发育失败时常用术语。更具体的术语有先天缺牙（缺少 1~5 颗牙齿，不包括第三磨牙）、少牙畸形（缺少 6 颗或以上牙齿，不包括第三磨牙）和先天性无牙症（全部牙齿缺失），根据缺牙的严重程度使用（图 5.1）。

牙齿发育不全的患病率

乳牙列

乳牙列的牙齿发育不全患病率较低，性别差异无统计学意义。在欧洲[1]人群中患病率为 0.4%~0.9%，但据报道在日本[2]人群中患病率更高，为 2.4%。典型的情况是缺失 1 颗或 2 颗乳牙，而切牙区似乎最容易受到影响。欧洲人种上颌乳侧切牙常发生缺失，而亚洲人群多发生于下颌乳侧切牙缺失。乳牙的先天缺失是继替恒牙缺失的标志。

恒牙列

3%~10% 的人缺一颗或几颗恒牙（不包括第三磨牙），这些人中有超过 20%

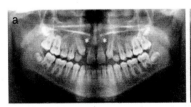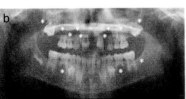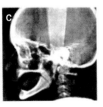

图 5.1 牙齿发育不全的术语。a.缺牙:1~5 颗（第三磨牙除外）。牙齿全景片显示上颌侧切牙缺失（星号）。b.少牙畸形:缺 6 颗或 6 颗以上牙齿（第三磨牙除外）。口腔全景片显示没有 12 恒牙（星号）。c.无牙症 – 所有牙齿缺失:包括乳牙列和（或）恒牙列。侧位片显示完全没有牙齿

的人至少缺失 1 颗第三磨牙（智齿）。在 83% 的缺牙患者中，最常见的是缺 1 颗或 2 颗恒牙。最常见的情况是一颗或几颗上颌恒侧切牙和第二前磨牙缺失；因此这种轻微表型也称为切牙 – 前磨牙先天缺失。较为严重的牙齿先天缺失表型逐渐减少，导致少牙畸形（缺 6 颗或 6 颗以上恒牙）的患病率接近 0.1%[3]。非综合征无牙症极为罕见。如果被诊断为无牙症，它会指向牙齿先天缺失的综合征表征，如外胚层发育不良综合征 [3]。

恒牙先天缺失的患病率在人群和男女之间存在差异。女性患病率是男性的 1.37 倍。与欧洲、澳大利亚和亚洲相比，北美的牙齿先天缺失患病率似乎要低一些。Meta 分析结果显示：在欧洲国家（白种人）牙齿先天缺失的患病率约为 5.5%，但在北欧国家发病率为 6% 或更高，北美（白人和非洲裔美国人）发病率为 3.9%，澳大利亚（白种人）发病率为 6.3%，亚洲（中国，蒙古人种）发病率为 6.9%，中东（沙特阿拉伯，白种人）发病率为 2.5%[3]。

最常见的恒牙缺失

恒牙缺失在上颌、下颌以及左、右侧的发病率相同。对于大多数牙齿，双侧牙齿先天缺失约占病例的一半。最可能出现的情况是，牙列中最后一颗发育的牙齿可能是先天缺失：第三磨牙、第二前磨牙和侧切牙。

除第三磨牙外，白种人群恒牙缺失最常见的是下颌第二前磨牙（占缺失牙齿 40%以上），其次是上颌侧切牙和上颌第二前磨牙，然后是下颌切牙 [3]。在日本、中国和韩国人群中，最常见的缺牙是下颌切牙区 [4]。最稳定的恒牙是上颌中切牙、尖牙和下颌第一磨牙（图 5.2）。

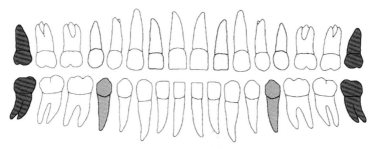

图 5.2　最常见的恒牙缺失示意图。在白种人中最常见的缺失是第三磨牙（红色），其次是下颌第二前磨牙（橙色），然后是上颌侧切牙和上颌第二前磨牙（黄色）。较少缺失的牙齿是下颌切牙，上颌尖牙，第一前磨牙和下颌第二磨牙。上颌中切牙，下颌尖牙，上下颌第一磨牙和上颌第二磨牙很少缺失 [3]

牙齿缺失的病因学

由于人类牙齿发育的时间跨度和复杂性，不同发育阶段的牙齿可能受到多种遗传和环境因素的影响而出现异常。

遗传因素在牙齿发育不全的发生中起重要作用的原因是基于这样一个事实：我们可以观察到牙齿先天缺失通常在没有任何明显环境诱因的情况下发生，而且同卵双胞胎比异卵双胞胎常见，有亲缘关系者比一般人群中更常见。许多基因突变已被证实会导致孤立和综合征的牙齿先天缺失。然而，双胞胎研究及家系研究都认为，基因型与表型不是直接相关，而是表现出可能是遗传背景引起的变异，即附加的遗传因素、表观遗传和外部因素。因此，受同一突变影响的家庭成员通常表现出表型的差异，甚至同卵双胞胎也往往表型不同[5]。

牙齿发育不全的环境因素

早期接受癌症治疗的儿童让研究者认识到外部环境因素会影响牙齿发育。外部环境的影响包括引起牙齿发育不全、极端过小牙和牙根发育不全。放射线治疗后这些影响尤其明显，但化疗本身也可引起过小牙和牙发育不全[6]。

牙胚有时会因外伤而被破坏。提示下颌第三磨牙发育不全可能与儿童牙科护理中局部麻醉的应用有关[7]。

若母亲在妊娠期间感染风疹，儿童会发生牙齿发育不全。

动物实验和人群研究都表明，某些污染物，尤其是二噁英，对牙齿的正常发育是有害的。动物研究表明，二噁英影响牙齿形态形成和细胞分化，意大利塞维索市发生工业事故后，二噁英易感性与牙齿发育不全[9]患病率增加有关。已被证实的与牙齿发育不全有关的环境因素很少，而且这些因素不会导致人群水平的牙齿发育不全的发生。然而，影响牙胚大小的环境因素也可能在决定遗传易感性的结果中发挥作用。

牙齿发育不全的遗传因素

病例报告和对患者及其家属的系统研究表明，遗传因素通过不同的遗传方式导致牙齿发育不全。因此，常染色体显性遗传、常染色体隐性遗传和 X 染色体遗传以及其他的复杂遗传在少牙症家族中均有报道。在一项首创性的牙缺失研究中，Grahnen 研究了 55 例儿童患有先天缺牙的瑞典家庭，其中 43 例患儿的父母中至少有一人观察到了牙缺失（78%）[10]。

已经发现了所有以牙齿发育不全为特征的常见综合征的潜在基因，这些基因也是导致非综合征型患者缺牙的重要部分[11-12]。

识别的人类突变和实验小鼠突变的补充证据表明干扰的重要信号通路（WNT, Hedgehog, FGF and TGFβ/BMP）或细胞内效应物影响牙齿的正常发育。此外，对最常见的外胚层发育不良综合征（HED, EDA）的突变鉴定，发现了一种全新的信号通路——EDA 信号通路。在这一通路中，同样的疾病可以由编码细胞外信号蛋白、细胞表面受体或细胞内信号传递介质（EDA、EDAR 和 EDARADD）的基因突变失活引起。同样，在其他信号通路中识别出的致病突变可能会影响细胞外信号或其受体或细胞内介质或效应器。在单发或综合征型的牙齿发育不全中，一些转录因子的基因对 BMP、FGF 和 WNT 信号和细胞至关重要。此外，牙齿发育不全可能是由介导细胞黏附的分子突变和（或）甚至是由细胞外基质分子[12]缺陷引起的。

首次发现的导致牙齿发育不全的致病基因是 *MSX1* 和 *PAX9*，它们对牙齿发育至关重要的转录因子蛋白进行编码[13-14]。在多代家庭中，杂合突变与严重的牙齿发育不全是分离的。在家庭隔离 *MSX1* 同源框的错义突变，所有受影响的家庭成员出现第二前磨牙和第三磨牙的缺失和不同程度上的其他牙齿（如第一磨牙，第一前磨牙和一些切牙）的缺失[14]，而移码突变影响的 *PAX9* 主要是影响所有磨牙、第二前磨牙和一些切牙[13]。此后还发现了许多其他突变，每一个都是独一无二的，患者的表型基本上符合上述[11]模式。来自患者群体的数据表明，在患有缺牙症的家庭中，只有不到 10%的家庭在 *MSX1* 或 *PAX9* 基因上发生了突变；然而，由于显性遗传，这些基因对缺牙症的整体作用较大[11,15]。

MSX1 和 *PAX9* 在牙齿发育早期间充质组织中表达，介导上皮间充质信号，特别是 BMPs 和 FGFs。杂合灭活突变导致的选择性牙齿发育不全，表明这些基因在人类牙齿发育过程中是单倍体功能不全的，可能是由于间充质缩合和信号传导缺陷所致。单倍体功能不全，即单份正常拷贝功能不全，是导致综合征以及单发的牙齿发育不全的一种较为普遍的机制，遗传优势明显。

两种与 WNT 信号有关的基因已被鉴定为携带导致缺牙症的显性突变。编码 WNT 信号通路细胞内拮抗剂的 *AXIN2* 杂合截断突变已在严重的恒牙缺牙症[16]中被发现。有趣的是，这些患者也容易患结肠直肠癌。最近，一种 WNT 细胞表面共受体 LRP6 被证明携带杂合失活突变，导致显性遗传的牙齿发育不全，在大多数情况下表现为严重的表型[17*]。

通过阐明 *WNT10A* 在牙齿发育中的作用，强调了 WNT 信号在人类牙齿发育中的重要作用。影响这种细胞外信号蛋白的隐性突变首先在一种外胚层发育不良综合征中被发现，即牙 - 甲 - 皮肤发育不良综合征。随后，他们在一系列有外胚层缺陷的患者

---

* 笔者未发表的数据

中被识别出来，从等位基因 Schöpf-Schulz-Passarge 综合征（其他症状包括眼睑囊肿和毛细血管扩张）到外胚层发育不良伴少汗或多汗症，再到牙齿发育不全伴轻微或无其他外胚层缺陷。到目前为止，WNT10A 突变是孤立的牙齿发育不全最常见的已知原因：在不同的样本中，26%~56% 的非综合征型缺牙症患者中发现了双等位基因或杂合基因型（表 5.1）[11,15,18]。

表 5.1　导致牙齿发育不全的特定基因

非综合征 / 单发的病因			
基因突变 / 染色体的变化	非综合征型缺牙症家族估计百分比（%）	分子编码类型	相关的非牙性缺陷
WNT10A	25~56	生长因子	小外胚层的特性
PAX9	5	转录因子	
MSX1	3	转录因子	唇腭裂，指甲发育不良
AXIN2	2	信号调节因子	结肠直肠癌
LRP6	5	Co- 受体	
EDA（ectodysplasin）	8~10	生长因子	小外胚层的特性
EDAR		TNF 受体	
EDARADD		信号转换因子	
综合征病因			
疾病	基因突变 / 染色体变化	分子编码类型	相关的非牙缺陷
少汗（无汗）外胚层发育不良（HED, ED）	EDA（编码外异蛋白）	生长因子	外胚层发育不良，头发 / 腺体发育不全
	EDAR	TNF 受体	
	EDARADD	信号转导因子	
缺指畸形、外胚层发育不良与唇腭裂综合征（EEC）	TP63	转录因子	外胚层发育不良，腭裂，手裂畸形
牙 - 甲 - 真皮发育异常（OODD）	WNT10A	生长因子	外胚层发育不良
唇裂 / 腭发育不良综合征（CLPED1）	PVRL1（编码 nectin 1）	黏附分子	外胚层发育不良，唇腭裂，并趾
Axenfeld-Rieger 综合征（ARS）	PITX2	转录因子	眼睛缺陷，脐部异常
	FOXC1		
扭曲性骨发育不全	DTDST	硫转运蛋白	骨软骨发育不良
Van der Woude 综合征（VWS1）	IRF6	转录因子	唇裂 / 腭裂，下唇凹陷
Van der Woude 综合征（VWS2）	GRHL3	转录因子	唇裂 / 腭裂，下唇凹陷
色素失调症（IP）	NEMO（IKBKG）	激酶亚基	外胚层发育不良，神经问题
唐氏综合征	Trisomy 21		颜面畸形，智力迟钝

根据可验证的数据，尽管 *WNT10A*、*AXIN2* 或 *LRP6* 突变对恒牙有较强的影响，但很少影响乳牙[11,16]，这意味着WNT信号的异常往往会影响到参与恒牙发育的机制。与 *MSX1* 和 *PAX9* 的突变不同，*WNT10A* 或 *LRP6* 的突变表现出不同的表型，主要影响前牙，有时影响后牙。这种广泛的变异可能依赖于影响 *WNT10A* 表达或位于其他基因中的其他突变。事实上，已有 *WNT10A* 和 *EDA* 信号突变的共检测实例[11]。

与 *WNT10A* 一样，*EDA* 信号的基因与综合征和单发的牙齿发育不全有关。虽然完全灭活的基因型会导致外胚层发育不良综合征（见下文），但 *EDA* 中特定的低形态突变表现为单发的牙齿发育不全，尤其影响乳前牙和恒牙。由于 *EDA* 和 *EDAR* 突变在载体中的杂合性，也可能出现类似的缺陷[11,19]。

上述突变主要在少牙畸形中被发现。然而，许多突变杂合载体携带 *WNT10A* 或 *EDAR*，即少牙畸形患者的家族成员，多表现为先天缺牙，缺少一颗或几颗恒牙。这些变异表现为显性突变，但外显率和可变表达降低，这可能是由遗传背景和影响发育结果的其他因素造成的。其他基因的类似突变也会在先天缺牙中被发现。

与牙齿发育不全相关的异常

牙齿异常

牙齿发育不全通常伴发不同种类的其他牙齿畸形（图 5.3）。这些异常甚至在轻度发育不全的牙列中可能发生，但是在少牙畸形中更为多见。此外，少牙畸形还会导致异常咬合、功能障碍和美学问题，尤其是严重的少牙畸形患者。

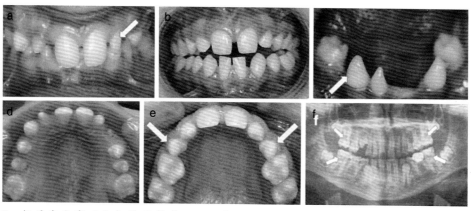

图 5.3 与牙齿发育不全相关的异常。a、d 是同一个患者的影像。患者主要下颌少牙畸形，WNT10A 突变，显示冠减小，牙齿逐渐变细，右上侧切牙呈楔状（箭头所示）。b、e 是同一个人的影像，显示上颌中切牙锥形，上颌第一前磨牙旋转（箭头所示）。c. 广泛少牙畸形患者下颌锥形乳牙（箭头所示）。d. 文中提到的 x 线片与图 d 反映相同的问题。f. 4 个第一恒磨牙的牛牙症，牙髓腔垂直向增大且失去髓腔形状（箭头所示）

与牙齿先天缺失相关的典型牙齿畸形是对侧切牙缺失时经常发现的锥形上颌侧切牙。它属于与牙齿先天缺失相关的异常：牙冠尺寸缩小（牙冠近远中及颊舌侧尺寸）、形态学异常（楔状牙、圆锥形牙、锥形或铲形牙、牙尖数目和形状缩小）、牙根短小和牛牙症（长冠牙）[20-22]。

已有研究表明，随着牙齿先天缺失的严重程度增加，牙龄也随之延迟。据报道，与实足年龄相比，平均延迟可达 2 年。从临床角度来看，必须考虑缺失牙对侧牙或邻牙[23]有发育迟缓的倾向。

异位萌出，特别是异位萌出的尖牙（腭侧或唇侧异位的尖牙）以及其他牙齿，如第一前磨牙和磨牙，以及牙齿的错位（尖牙 – 前磨牙，切牙 – 尖牙换位）与牙齿发育不全有关[22,24-25]。

乳磨牙低于咬合平面与前磨牙发育不全之间存在联系。在约 20% 的第二前磨牙发育不全的受试者中，可以注意看第一乳磨牙低于咬合平面（图 5.4）。

在牙齿发育不全的受试者中，牙齿位置异常，如旋转（尤其是前磨牙）和牙釉质缺损（发育不全、钙化不足）的患病率高于对照组[22]。

一般体征和症状

在瑞典的一项研究中，大约有一半患有少牙畸形的年轻人有一个或多个外胚层来源的体征或症状。三分之一的少牙畸形患者唾液分泌量低，但只有十分之一的人有头发、指甲或汗腺的症状。因此，测量少牙畸形受试者的唾液分泌是有意义的[26]。

牙齿发育不全和癌症

研究表明，牙齿发育不全与癌症的发生具有共同的分子途径。在芬兰的一个大家庭[16]中发现，*AXIN2* 突变导致的牙齿发育不全和结直肠癌易感性之间有联系。据报道，在上皮性卵巢癌[27]患者中，牙齿先天缺失的患病率增加。然而，还需要对这个课题

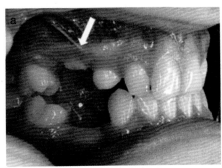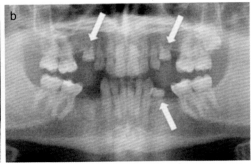

图 5.4　乳磨牙咬合。a，b 是同一个人的影像。患者所有恒前磨牙和上颌尖牙发育不全，余留的第一乳磨牙（箭头所指）低于殆平面

进行进一步的研究，以了解共同导致牙齿发育不全和癌症的基因突变和调控网络。

口面裂综合征患者的牙齿发育不全

唇／腭裂

腭裂患者常见牙齿数量（先天缺牙、多生牙）异常、牙齿形态（形状和大小）异常、牙齿发育迟缓、萌出较晚。随着唇裂严重程度的增加，先天缺牙的患病率也增加，不同类型唇裂的先天缺牙患病率为 10%~68%，唇裂 10%，黏膜下唇裂 16%，腭裂 33%，单侧唇腭裂 49%，双侧唇腭裂 68%。最常受影响的牙齿位于裂区（上恒侧切牙），但在裂区 [28] 以外，腭裂患者的牙齿发育不全也比一般人群更常见。

综合征型牙齿发育不全

不同严重程度的牙齿发育不全与八十多种畸形综合征有关 [28,29]。

唐氏综合征（21 三体综合征）

唐氏综合征是人类最常见的染色体异常疾病，是由于 21 号染色体的全部或关键部分呈三倍体。除了典型的颅面畸形、智力发育迟缓和结构异常外，牙齿发育不全等牙齿畸变也很常见。如果排除第三磨牙，患者的牙齿发育不全患病率约为 50%，如果考虑第三磨牙，患病率约为 90%。上颌侧切牙是唐氏综合征最常见的缺失部位，楔状上侧切牙较为常见。唐氏综合征患者恒牙畸形还包括牛牙症、异位萌出、阻生、迟萌、牙齿移位、过小牙 [30]。

Axenfeld-Rieger 综合征

Axenfeld-Rieger 综合征（ARS）是一种常染色体显性疾病，伴有眼前房畸形、脐异常和牙齿发育不全。ARS 的患病率约为 20 万分之一。1 型 ARS 是由同源框转录因子基因 *PITX2* 突变引起的 ;2 型定位到染色体 13q14;3 型系 *FOXC1* 基因突变。

据报道，缺牙、圆锥形牙、畸形牙和过小牙常见于上颌乳切牙、上颌恒切牙和第二前磨牙。上颌骨发育不全是一种典型的颅面畸形，部分原因是该区牙齿缺失 [28]。

外胚层发育不良

外胚层发育不良（EDs）包括一组临床和基因异质性的罕见疾病，其中至少有两种外胚层衍生物，如头发、指甲、腺体和牙齿受到影响。大约有 200 种 EDs 和有 11 种亚型的 ED 综合征 [31]。

少汗（亦称无汗）外胚层发育不良（HED, EDA）是最常见的外胚层发育不良。HED 是基因异质性的，由三个不同基因的突变引起，这些突变都破坏了同一个信号通路。编码肿瘤坏死因子样信号外异蛋白的 X 染色体上 *EDA* 基因突变导致了伴 X 染色体 EDA，而常染色体显性和隐性 HED 是由 TNF 受体 EDAR 及其细胞内调节剂 *EDARADD* 突变引起的。常染色体 HED 在临床上与伴 X 染色体 HED 难以区分，但在常染色体 HED 中，男性和女性都可能受到类似的影响。近年来，*WNT10A* 突变已被证实可引起少汗 / 无汗的外胚层发育不良，临床特征明显，包括明显的牙齿表型，无面部畸形。

EDA 患者表现为额前凸，鼻上颌发育不全，面部高度低，毛发稀疏或缺失，皮肤干燥，眶周角化过度的典型外观。EDA 最典型的特征是乳牙延迟萌出，数量减少，牙齿形状异常，可提示临床医生做早期诊断。在伴 X 染色体 HED 中，受影响的男性在乳牙列和恒牙列中都有严重的少牙畸形或先天性无牙症，平均只有 6 颗恒牙在生长。最常见的牙齿是上颌中切牙和第一磨牙。牙齿发育也有延迟。长出的牙齿通常有异常的锥形冠，特别是在切牙区域，其他牙齿可能是过小牙或其他形态改变。牛牙症也常见于 HED 患者的磨牙。汗腺发育不全或再生障碍，导致不能正常出汗，可能危及生命，尤其是在婴儿早期。在伴 X 染色体 HED 中，女性携带者比男性患者的[19]表型更轻微。

牙 – 甲 – 真皮发育不良（OODD）是一种隐性的外胚层发育不良，主要表现为恒牙严重缺失，乳牙影响小，锥形牙，舌味蕾缺失，指甲发育不全，毛发薄而干。在 OODD 或类似的 Schöpf-Schulz-Passarge 综合征（眼睑囊肿是额外表现）患者中，已经发现了几种不同突变的 *WNT10A*。

色素失禁症（IP, Bloch-Sulzberger 综合征）是一种罕见的 X 染色体显性外胚层发育不良综合征，由 IKK-γ 基因突变引起，也称为 NEMO。由于 X 染色体显性遗传，IP 感染女性，且通常对产前男性是致命的。患者皮肤、头发、指甲、眼睛、牙齿、中枢神经系统均有不同程度的异常。超过 50% 的患者被诊断出牙齿异常。最常见的异常是牙齿发育不全，多为少牙畸形，但牙齿形状异常（锥形、楔形牙齿、过小牙、过大牙），额外尖牙，牛牙症和迟萌也有报道 [32]。

牙齿发育不全患者的临床问题及处理

牙齿发育不全会产生特殊的功能和美学问题，将童年到成年的治疗分为几个阶段是必要的。一个理想的管理，从诊断到治疗计划和治疗的每个环节需要多学科的配合，需要多专业的牙科医生。几乎所有先天缺牙或少牙畸形的患者（约 90%）都需要正畸治疗。在某些情况下，应考虑医学和遗传咨询。团队成员之间的反复沟通也是必要的 [33-34]。

在治疗的不同阶段，为患者和家属提供牙齿发育不全的充足信息以及支持是非常重要的。建议在适当年龄对患者的兄弟姐妹和子女进行牙齿发育不全相关的畸形检查，首先在早期混合牙列检查，然后在 9~10 岁时复查。

在生长期间，重要的是跟踪和评估咬合的变化和颌骨的生长模式（矢状向、垂直向、横向生长）。牙齿发育不全患者往往具有典型的牙颌面特征，缺牙的严重程度和位置对其影响显著。头影测量分析显示，少牙畸形患者表现为下颌后缩、面部垂直高度降低、面部凹陷、下颌平面角减小、前牙直立以及过突 [35]。

在牙齿发育不全的情况下，为了达到最佳的治疗远期效果，应事先考虑如何保留牙槽骨，例如，在乳牙周围没有继发恒牙的情况下。根据错𬌗畸形的情况，保留牙槽骨可以提高日后可能的种植牙的成功率，并可促进可能的正畸牙齿移动。牙槽突与牙齿一起生长，每颗牙齿在进入口腔的过程中产生自身的牙槽骨。如果下颌没有牙齿发育，也就没有牙槽突。另一方面，在失去一颗牙齿后，牙槽骨的再吸收会持续数年，导致日后重建所需的骨量不足。

牙齿发育不全的诊断和治疗与正畸错𬌗畸形的诊断和治疗不应孤立地进行，而应相互结合。也就是说，首先从错𬌗的角度评估患者，然后加入牙齿发育不全是有助于解决复杂问题的。这样，缺失的牙齿就可以纳入患者的整体计划中。例如，在 Ⅰ 类严重拥挤且骨骼模式良好的病例中，可以计划拔除前磨牙。如果患者的前磨牙缺失，那么这种牙缺失可以很容易通过治疗解决。相反，如果患者表现为深覆𬌗和闭合型生长模式，则更倾向于非拔牙治疗，如果下磨牙缺失，则建议尽可能长时间保持下颌乳磨牙。

乳牙列和早期混合牙列

功能和美观问题都可能早在儿童时期就出现。对面部生长型和咬合类型进行初步评价，并进行阻断性治疗（消除反𬌗、锁𬌗），促进良好的口面部功能和颌骨生长。

在孩子开始上学之前，最好先评估口腔的面部功能（语言、咀嚼、微笑）和美观（锥形牙、牙齿畸形、牙齿间隙）。因为牙齿发育不全的孩子会在学校受到霸凌。严重的少牙畸形或先天性无牙症，可以关闭间隙（上颌中线散隙）、修复畸形的乳牙和恒牙（切牙、尖牙）和使用活动矫治器。对缺失切牙的儿童可以考虑使用固定装置，如磨牙粘接带环以固定并将丙烯酸制作的前牙固定在舌弓或腭弓上。然而，所有这些早期治疗都需要在生长期间定期复查。

如果前磨牙缺失，本该被这个前磨牙替换的乳磨牙就有可能发生骨粘连并低于咬合平面。这可能会导致相邻的牙齿倾斜及对颌牙齿的过度萌出。骨粘连可以通过评估乳磨牙和相邻牙齿之间的牙槽骨水平面来诊断。如牙槽骨水平面较平，表明乳牙与恒牙一起均匀地萌出。如果牙槽骨水平面变得倾斜，而乳牙周围的骨水平位置更高，这就证实了骨粘连[36]。在瑞典的一项研究中，没有继替恒牙的乳磨牙中，有20%患者的乳磨牙在12岁时相对于相邻牙齿下沉1mm或更多，55%在20岁时下沉0.5至4.5mm。只要注意到乳磨牙的咬合下沉，就可以通过恢复咬合面高度来改善咬合接触。然而，如果乳磨牙的咬合下沉持续恶化，可以考虑拔除根骨粘连的牙齿[33,37]。

除了骨粘连，还必须评估和监测乳磨牙的牙根吸收情况。根吸收量存在较大的个体差异。没有继替恒牙的下乳磨牙具有良好的预后，90%以上的患者中，这些牙齿能保留到成年晚期[38]。

腭侧或唇侧埋伏阻生尖牙常见于牙齿发育不全的患者。上颌恒尖牙应该在9~10岁时通过唇部触诊，如果不能触及尖牙牙冠，必须进行进一步的放射检查以确定其位置。恒尖牙的位置在牙齿发育不全的情况下尤其重要，特别是上侧切牙缺失的情况下。恒尖牙的位置和萌出方式将影响乳侧切牙和乳尖牙的间隙。

晚期混合牙列和恒牙列

在患者8~10岁时，建议制定初步的长期治疗计划，包括牙齿矫正和未来的修复治疗。正畸治疗包括对错𬌗的一般特征和与牙齿发育不全有关的特殊问题的处理。在生长期间，经常需要用功能性矫治器来改善骨骼的不调，并使用固定矫治器来排列牙弓。应当考虑的切牙，尖牙和磨牙的恰当位置，深覆𬌗的治疗和决定保持或关闭缺牙的间隙。在考虑治疗方案时，必须对面部软硬组织和牙齿等进行评估。如果牙齿数量少，在正畸治疗中支抗的准备可能是一个挑战。然而临时骨支抗装置的使用为牙齿发育不全患者的正畸治疗带来了许多新的可能性[33]。

治疗上颌侧切牙缺失的患者有两种选择：关闭上颌侧切牙间隙或开辟上颌侧切牙间隙。此外，切牙区域的对称外观必须作为治疗的目标。如果计划关闭间隙，可以让尖牙萌出到中切牙旁，那么可以考虑尖牙萌出前提前拔除乳尖牙及乳侧切牙。后牙向近中移动，以第一前磨牙取代尖牙位置。第二选择是开辟间隙供修复侧切牙。

治疗结束时必须要考虑咬合。如果患者磨牙和尖牙Ⅰ类关系是正常的覆𬌗及覆盖，则是理想的侧切牙修复状态。关闭间隙的理想状况是Ⅱ类咬合关系，或上颌后牙近中移动至适当的Ⅱ类咬合关系。治疗通常需要尖牙形态和功能更接近于侧切牙，然后使现在位于尖牙位置上的第一前磨牙形态和功能上更接近于尖牙。这可能涉及在三个空间平面（垂直向、近中远向和颊舌向）重塑牙齿。对于第一前磨牙，最好调磨掉腭尖，这样既不影响咬合，又能使牙齿腭向旋转，使牙齿的冠更宽，美观效果更好。在某些情况下，牙齿外形的调磨不能产生可接受的美学效果，那么可以考虑修复治疗。

当上颌和下颌牙齿数目不同时，如果不进行诸如拔除下切牙或减小第二乳磨牙宽度等补偿措施，就不可能达到正常的Ⅰ类磨牙和尖牙关系。必须注意的是，由于过小牙的普遍存在，用正畸方法来关闭牙弓的所有间隙并不总是可行的。相反，可以考虑复合树脂材料恢复牙的正常尺寸或新增额外的牙。

在适当的时候拔除没有继替恒牙的上颌乳磨牙是有益的，因为恒磨牙往往近中移动关闭拔牙间隙。下颌磨牙的漂移不容易实现，对于正畸可能是一个挑战。特别是骨性深覆𬌗，由于担心深覆𬌗的加深，不建议拔除下颌乳磨牙。另一个选择是保持间隙进行自体牙移植或者植入其他种植体。

在取下矫治器之前，有必要检查患者是否有足够的空间进行牙齿置换和植入种植体。除了口腔模型外，三维影像还能提供最精确的空间测量结果。牙齿的根部必须平行并充分分开，才能放置种植体。例如，牙根与种植体之间的最小间距为 1~1.4 mm，种植一颗上颌侧切牙需要的最小邻牙根尖距为 6mm，最小垂间距为 7mm[39]。

应该记住的是，种植牙的手术应该推迟直到颌骨发育完全。这是因为种植体及其周围的牙槽骨不会随着患者生长发育而一起"生长"。如果种植体植入得太早，其与相邻牙齿之间会产生垂直向差异[40]。尽管种植治疗不用于生长期患者，但是患有外胚层发育不良综合征和下颌骨无牙的儿童可接受种植体治疗。然而，外胚层发育不良患者的治疗对医生要求高，医生需要更加专注[33,41]。

应向患者提供保持器，以保持为替换缺失牙齿而开辟的间隙。有的可摘戴保持器代替缺失的牙齿，可以改善牙齿的外观和口腔功能，也可以起到保持的作用。树脂桥也可以作为永久或临时的解决方案。

建立牙列

如果骨性不调严重，仅靠掩饰治疗无法使面部协调，修复前应考虑正畸与正颌手术相结合。此外，通常还需要小手术，如牙槽嵴和窦底的提升和下牙神经的移位，以满足种植体植入的适当条件。

预估颅面生长并在适当的时间植入种植体是必要的，以防之后发生种植体下沉。由于颅面生长发育的停止时间表现出巨大的个体差异，一般生长发育规律的观察并不总是足够的。然而，在大多数情况下，男性的颅面生长在 18~19 岁时停止，女性的颅面生长在 17~18 岁时停止。必须记住的是，患者垂直向的生长可以持续到成年晚期甚至老年，这可能会造成植入区美学和功能障碍。然而，为了保证未来更好的功能和美观，一般推荐在 20 岁以后再进行前牙区种植。

参考文献

[1] Jarvinen S, Lehtinen L. Supernumerary and congenitally missing primary teeth in Finnish children. An epidemiologic study. Acta Odontol Scand,1981,39(2):83–86.

[2] Yonezu T, Hayashi Y, Sasaki J, et al. Prevalence of congenital dental anomalies of the deciduous dentition in Japanese children. Bull Tokyo Dent Coll, 1997,38(1):27–32.

[3] Polder BJ, van't Hof MA, van der Linden FP, et al. A meta-analysis of the prevalence of dental agenesis of permanent teeth. Commun Dent Oral Epidemiol,2004,32(3):217–226.

[4] Chung CJ, Han JH, kim KH. The pattern and prevalence of hypodontia in Koreans. Oral Dis, 2008, 14(7): 620–655.

[5] Townsend GC, Richards L, Hughes T,et al. Epigenetic influences may explain dental differences in monozygotic twin pairs. Aust Dent J,2005,50(2):95–100.

[6] Pedersen LB, Clausen N, Schroder H,et al. Microdontia and hypodontia of premolars and permanent molars in childhood cancer survivors after chemotherapy. Int J Paediatr Dent,2012,22(4):239–243.

[7] Swee J, Silvestri AR Jr, Finkelman MD, et al. Inferior alveolar nerve block and third-molar agenesis: a retrospective clinical study. J Am Dent Assoc,2013,144(4):389–395.

[8] Kraus BS, Ames MD, Clark GR. Effects of maternal rubella on dental crown development. Clin Pediatr, 1969,8(4):204–215.

[9] Alaluusua S, Calderara P, Gerthoux PM, et al. Developmental dental aberrations after the dioxin accident in Seveso. Environ Health Perspect,2004,112(13):1313–1318.

[10] Grahnen H. Hypodontia in the permanent dentition. A clinical and genetical investigation. Odont Revy,1956,7(Suppl 3):1–100.

[11] Arte S, Parmanen S, Pirinen S, et al. Candidate gene analysis of tooth agenesis identifies novel mutations in six genes and suggests significant role for WNT and EDA signaling and allele combinations. PLoS One,2013,8(8):e73705.

[12] Nieminen P. Genetic basis of tooth agenesis. J Exp Zool Part B Mol Dev Evol,2009,312B(4):320–342.

[13] Stockton DW, Das P, Goldenberg M, et al. Mutation of PAX9 is associated with oligodontia. Nat Genet, 2000,24(1):18–19.

[14] Vastardis H, Karimbux N, Guthua SW, et al. A human MSX1 homeodo main missense mutation causes selective tooth agenesis. Nat Genet, 1996,13(4):417–421.

[15] van den Boogaard MJ, Creton M, Bronkhorst Y, et al. Mutations in WNT10A are present in more than half of isolated hypodontia cases. J Med Genet,2012,49(5):327–331.

[16] Lammi L, Arte S, Somer M, et al. Mutations in AXIN2 cause familial tooth agenesis and predispose to colorectal cancer. Am J Hum Genet,2004,74(5):1043–1050.

[17] Massink MP, Creton MA, Spanevello F, et al. Loss-of-function mutations in the WNT coreceptor LRP6 cause autosomal-dominant oligodontia. Am J Hum Genet,2015,97(4):621–626.

[18] Bohring A, Stamm T, Spaich C, et al. WNT10A mutations are a frequent cause of a broad spectrum of ectodermal dysplasias with sex-biased manifestation pattern in heterozygotes. Am J Hum Genet,2009,85(1):97–105.

[19] Lexner MO, Bardow A, Hertz JM, et al. Anomalies of tooth formation in hypohidrotic ectodermal dysplasia. Int J Paediatr Dent,2007,17(1):10–18.

[20] Alvesalo L, Portin P. The inheritance pattern of missing, peg-shaped, and strongly mesio distally reduced upper lateral incisors. Acta Odontol Scand, 1969,27(6):563–575.

[21] Apajalahti S, Arte S, Pirinen S. Short root anomaly in families and its association with other dental anomalies. Eur J Oral Sci,1999,107(2):97–101.

[22] Baccetti T. A controlled study of associated dental anomalies. Angle Orthod,1998,68(3):267–274.

[23] Ruiz-Mealin EV, Parekh S, Jones SP,et al. Radiographic study of delayed tooth development in patients with dental agenesis. Am J Orthodont Dentofacial Orthop,2012,141(3):307–314.

[24] Becker A, Smith P, Behar R. The incidence of anomalous maxillary lateral incisors in relation to palatally-displaced cuspids. Angle Orthod,1981,51(1):24–29.

[25] Peck S, Peck L, Kataja M. Mandibular lateral incisor-canine transposition, concomitant dental anomalies, and genetic control. Angle Orthodont,1998,68(5):455–466.

[26] Bergendal B. Oligodontia ectodermal dysplasia–on signs, symptoms, genetics, and outcomes of dental treatment. Swed Dent J Suppl,2010,205:13–78, 7–8.

[27] Fekonja A, Cretnik A, Zerdoner D, et al. Hypodontia phenotype in patients with epithelial ovarian cancer. Radiol Oncol,2015,49(1):65–70.

[28] Klein OD, Oberoi S, Huysseune A,et al. Developmental disorders of the dentition: an update. Am J Med Genet C Semin Med Genet,2013,163C(4):318–332.

[29] Online Mendelian Inheritance in Man, OMIM. McKusick-Nathans Institute of Genetic Medicine, Johns Hopkins University (Baltimore, MD). Available from: http://omim.org/.

[30] Sekerci AE, Cantekin K, Aydinbelge M, et al. Prevalence of dental anomalies in the perma nent dentition of children with Down syndrome. J Dent Children,2014,81(2):78–83.

[31] Freire-Maia N, Lisboa-Costa T, Pagnan NA. Ectodermal dysplasias: how many? Am J Med Genet,2001,104(1):84.

[32] Minic S, Trpinac D, Gabriel H, et al. Dental and oral anomalies in incontinentia pigmenti: a systematic review. Clin Oral Investig,2013,17(1):1–8.

[33] Bergendal B, Bergendal T, Hallonsten AL, et al. A multidisciplinary approach to oral rehabilitation with osseointegrated implants in children and adolescents with multiple aplasia. Eur J Orthodont, 1996, 18(2): 119–129.

[34] Gill DS, Barker CS. The multidisciplinary management of hypodontia: a team approach. Br Dent J, 2015,218(3):143–149.

[35] Gungor AY, Turkkahraman H. Effects of severity and location of nonsyndromic hypodontia on craniofacial morphology. Angle Orthodont,2013,83(4):584–590.

[36] Kokich VG, Kokich VO. Congenitally missing mandibular second premolars: clinical options. Am J Orthodont Dentofacial Orthop,2006,130(4):437–444.

[37] Kurol J. Impacted and ankylosed teeth: why, when, and how to intervene. Am J Orthodont Dentofacial Orthop,2006,129(4 Suppl):S86–90.

[38] Bjerklin K, Al-Najjar M, Karestedt H, et al. Agenesis of mandibular second premolars with retained primary molars: a longitudinal radiographic study of 99 subjects from 12 years of age to adulthood. Eur J Orthodont,2008,30(3):254–261.

[39] Kokich VG. Maxillary lateral incisor implants: planning with the aid of orthodontics. J Oral Maxillofac Surg,2004,62(9 Suppl 2):48–56.

[40] Thilander B, Odman J, Lekholm U. Orthodontic aspects of the use of oral implants in adoles cents: a 10-year follow-up study. Eur J Orthodont,2001,23(6):715–731.

[41] Bergendal B, Bjerklin K, Bergendal T,et al. Dental implant therapy for a child with X-linked hypohidrotic ectodermal dysplasia--three decades of managed care. Int J Prosthodont,2015,28(4):348–356.

第 6 章

混合牙列期与正畸治疗中的上颌恒切牙外伤

Jadbinder Seehra, Serpil Djemal

● 摘　要

　　上颌恒切牙的牙槽外伤在幼儿中相对常见。受伤的程度是有变化的，但都可能对儿童及其父母产生深远的情感、社会和经济影响，这种影响包括短期和长期影响。混合牙列中受过外伤的上颌恒切牙管理需要长期监测牙髓活力和牙根发育。虽然可能不需要立即进行全面的正畸治疗，但当出现以覆盖增加为特征的错𬌗畸形时，其早期阻断治疗可以减少混合牙列发展阶段后上颌恒切牙受到外伤或进一步外伤的风险。如果患者考虑正畸治疗，那么就提倡包括口腔全科医生、修复、正畸专家和儿科牙医的团队治疗。为了防止幼儿发生上颌恒切牙外伤，对儿童及其父母进行教育至关重要。建议有上颌恒切牙外伤风险的患者使用定制护牙托。

概　述

　　文献报道的牙外伤的患病率有很大的差异，为 10.7%~37.6%[1-4]。这是因为当地的环境、社会经济原因、行为和文化多样性，以及所检查样本的年龄和创伤性牙外伤

J. Seehra (✉)
King's College London Dental Institute, Floor 22, Guy's Hospital, Guy's and St Thomas
NHS Foundation Trust, London, WC2R 2LS, UK

Department of Orthodontics, London, UK
e-mail: jadbinder.seehra@nhs.net

S. Djemal
King's College London Dental Institute, London, UK

King's College Hospital NHS Foundation Trust, London, UK
e-mail: serpil.djemal@nhs.net

分类的标准化都缺乏一致性[5-6]。社会贫困和最近青少年酗酒都与较高的牙外伤发生率有关。在英国，有 17% 的 11~14 岁的儿童，在离开学校之前会经历某种形式的恒前牙创伤性外伤[8]。最常见的受影响的牙齿是上颌恒中切牙和侧切牙[6-7,9]。据报道，创伤性牙外伤的发生率似乎随着年龄的增长而增加[3,9]，最高峰在 12 岁时出现[1]。

牙外伤的病因

上颌恒切牙的物理创伤仍然是造成创伤性牙外伤的最常见原因。物理创伤的类型包括在体育活动时的摔倒、碰撞、与他人玩耍时的外伤，以及交通事故[3-4,9]。在大约 40% 的病例中，物理外伤导致了牙冠的釉牙本质折裂而不累及牙髓。牙釉质折裂是第二常见的外伤类型（33.8%），其次是半脱位（8.4%）和脱位（6.7%）损伤[9-10]。

牙外伤的危险因素

男女牙外伤发生率的差异提示性别是一个病因。根据回顾性研究，与女性相比，男性更容易发生上颌恒切牙的外伤[2,9,11]，总体风险是女性的 1.88 倍[4]。然而，个体进行体育活动的数量比起性别更可能导致创伤性牙外伤[6]。

据报道，错𬌗畸形的某些特征会增加上颌恒切牙创伤的风险[2,9,12]。覆盖的定义是下颌切牙的唇面与上颌切牙的切缘唇侧面之间的水平距离（图 6.1）。回顾性分析表明，超过 3.5mm 的覆盖增加了创伤[5]的风险，如果覆盖大于 5mm[4]，创伤性牙外伤发生的可能性增加了 1.6 倍。与未治疗的对照组相比，在正畸样本中，超过 6mm 的覆盖增加了上颌切牙[11]损伤的风险。尽管方法上存在缺陷，但对观察性研究的系统回顾表明，

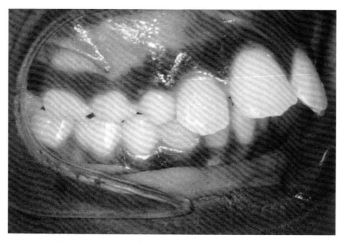

图 6.1　一名 9 岁的混合牙列患者的覆盖过大

覆盖的增加和创伤[13]风险增加成正比关系。

软组织，尤其是嘴唇覆盖与牙外伤发生有关。先前的研究报道了牙科创伤史和唇肌功能不足[14]的关系，从而得出结论，嘴唇覆盖不足是导致上颌恒切牙[5]创伤性外伤的最重要的预测因素之一（图6.2）。据报道，覆盖的增加和嘴唇覆盖的不充分共同作用，大大增加了创伤[12]的风险。同时存在过大覆盖和唇肌功能不足的男性青少年上颌恒切牙创伤风险更高。然而，对存在以覆盖增加为特征的错𬌗畸形的混合牙列期的男儿童，最好是进行早期正畸评估。

创伤性牙外伤对上颌恒切牙的影响

儿童的创伤性牙外伤对个人和父母来说都是一种情绪化和焦虑的经历。一旦直接创伤得到处理，儿童不再疼痛，牙齿美观和功能恢复。在创伤牙齿预后不确定的情况下，需要长期监测。然而，创伤的严重程度也可能会影响个人的生活质量，并造成近期和未来、直接和间接的影响。

与未接受治疗的对照组相比，那些12~14岁有牙外伤史但没有伤及牙髓的青少年，在日常生活中受到外伤产生的影响的可能性是正常人的20倍，包括对他们的微笑、

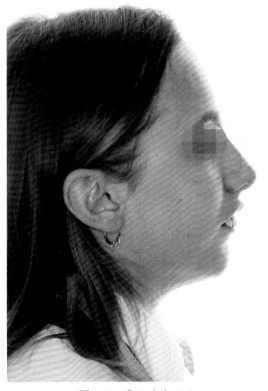

图6.2 唇肌功能不足

饮食、社交能力和情绪状态的影响。Porritt 等人进一步强调了心理社会的影响，他报告说，对 7~17 岁有创伤性牙外伤病史的患者进行的抽样调查显示，他们的功能受到了更大的限制，对学校相关活动产生了更大的影响。

损失可分为直接（交通、保健服务和医药费用）和间接（父母 / 监护人收入和时间损失）两类。前瞻性研究表明，在创伤性牙外伤的治疗中，直接成本通常大于间接成本。然而，由于复杂的牙外伤需要多学科处理和频繁的预约治疗，而且无法从保健提供者处获得治疗的途径，可能导致间接费用的增加[17-18]。后一种情况可能伴随医疗人员认为牙外伤病例的治疗并不能带来高的薪资回报[19]而进一步恶化。在这些病例中，分析者已经强调过卫生服务提供者的成本增加[20]。为了防止病人及其父母、初级保健提供者和卫生服务提供者承受长期的费用负担，我们应当强调和加在幼儿早期预防牙外伤的策略。

创伤的预防

尽管大多数的创伤性牙外伤是由于诸如运动的物理创伤造成的，但这类事件却难以预测。预防牙列创伤的策略包括学校内反霸凌和健康政策的施行，学校提供护牙托服务并与卫生服务机构保持联系。如本文所强调的，覆盖的增加与唇覆盖不足会增加年轻个体上颌恒切牙发生创伤性牙外伤的潜在风险。可以考虑通过牙齿保护或早期矫正潜在错𬌗畸形的方法减少发生创伤的风险。

使用护牙托

基于低质量的证据，有人主张使用护牙托来降低口面部外伤的风险和严重程度[22-23]。多项研究的定量分析表明，不戴防护牙托时，外伤的整体风险是佩戴防护牙托的 1.6~1.9 倍。口腔内，研究者认为防护牙托材料的特性，如厚度和弹性，可以吸收外伤带来的冲击力，并减少传递到牙 – 牙槽复合体的力的大小[24]。与此相关的是，研究报道了不同的防护牙托在性能上存在差异，非实验室构造的防护牙托效果较差。然而，这种具有分散冲击功能的"减震器"效应也可能导致相邻牙齿的移动性增加和牙齿损伤，因为力分布在防护牙托更大的表面[10]。常见的护牙托有三种类型：普通型的、口型的和定制的。推荐使用乙烯醋酸乙烯酯（EVA）共聚物定制的防护牙托，因为这种防护牙托耐受性更好，能保证呼吸和说话等正常功能，能更好地保留在口腔中，而且据报道对牙列有最大的保护作用[26]。EVA 护牙托的牙列保护作用已被体外分析证实[10]。

无论儿童处于混合牙列或恒牙列，都可以佩戴防护牙托（图 6.3）。针对 7 ～ 8 岁

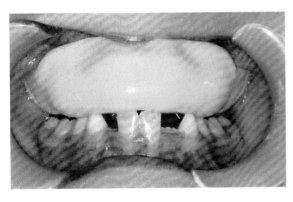

图 6.3 混合牙列佩戴的定制护牙托

儿童的队列研究发现，定制的护牙托比普通型和口型的护牙托有着更好的耐受性。尽管如此，由于颌骨的生长发育和进一步的牙齿萌出[28]，在混合牙列中，护牙托的固位可能会因此而改变，从而引起牙齿防护的整体效果受到影响。研究者应预先考虑这些变化，并将这些未来的变化纳入定制防护牙托的设计当中[28]。

牙医在教育参加接触性运动的儿童及其父母关于佩戴防护牙托[29]重要性方面发挥着独特的作用。此外，强调可能发生创伤的情况会进一步鼓励父母鼓励他们的孩子佩戴护牙托[27]。虽然有关护牙托减少牙外伤的有效性的前瞻性临床评价缺乏[23]，但是我们仍建议参加体育活动的儿童使用护牙托。

早期正畸治疗

以前的作者曾建议进行早期阻断性正畸治疗，以减少过大的覆盖，从而降低上颌恒切牙以后受到外伤的潜在风险[9,11]。7~11 岁年龄段（青少年早期）的青少年可考虑早期正畸治疗。减少过大的覆盖是早期治疗的主要原因，据报道创伤普遍发生在 11~15 岁。可以使用简单的上颌活动矫治器（图 6.4）和功能矫治器（图 6.5）来减少混合牙列中过大的覆盖。遵从医嘱认真佩戴功能矫治器可以有效减少覆𬌗和覆盖（图 6.6）。然而，随着这些患者的成长和牙齿发育，预料到覆盖矫正后会复发，错𬌗可能需要在青春期进一步地治疗。在 Cochrane 的系统回顾和 Meta 分析中，作者比较了单阶段（青春期）和两阶段（青春早期和青春期）治疗在牙齿前突儿童中的效果。虽然证据的整体质量较低，研究中最终咬合的结果是无差异的，但经过了两期治疗的患者其上恒切牙外伤发生率显著降低[30]。在考虑对过大的覆盖进行早期矫正时，必须针对个人情况进行选择。患者应有较高的依从性且口腔卫生良好，如果早期治疗的依从性不佳，可能会妨碍未来治疗的成功[31]。已知的正畸治疗风险已有许多的文献记载，并且随着治疗的时间增加或多阶段矫治，治疗风险可能增加。然而，对于有牙外伤风险的年轻患者，早期正畸治疗在牙齿健康和社会心理发展方面的潜在好处可能超过这些明显的风险。

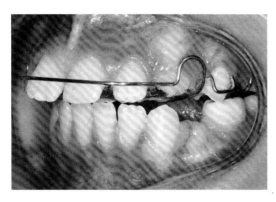

图 6.4 用于上颌恒切牙内收的活动矫治器。该设计使用了一个前牙平导来打开咬合，一个激活的唇弓和用于固位的箭头卡

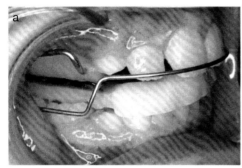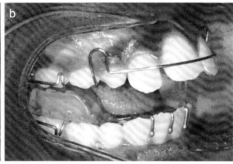

图 6.5 a. 可用于混合牙列以减少覆盖的功能矫治器：Balters bionator 矫治器。b. 改良 Clark 双骀垫矫治器

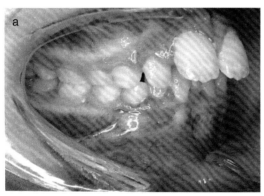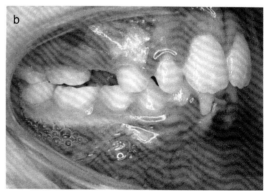

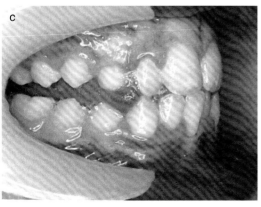

图 6.6 混合牙列中功能矫治器对咬合的影响。治疗前临床表现（a），全天佩戴后过大的覆盖逐渐减少（b），过大的覆盖逐渐减少，后牙形成侧方开骀（c）

混合牙列期急性外伤的治疗

混合牙列阶段一般指 6~13 岁这个阶段。恒切牙会随着不同程度的牙根发育而萌出或完全萌出。Hertwig 上皮根鞘存在于未成熟的牙齿中, 在牙根发育中起着重要作用。牙髓侧的成牙本质细胞参与牙本质的形成, 牙骨质细胞、成纤维细胞和成骨细胞参与牙周膜的形成。

治疗混合牙列期急性牙外伤的目的是:

1. 恢复形态。

2. 恢复功能。

3. 保持牙髓活力。

4. 支持牙根的继续形成。

5. 增强自尊心。

6. 促进患者长期可持续的生物学效果。

冲击力的方向、大小以及作用点可以导致两种形式的创伤性牙外伤: 牙折裂和牙脱位。折裂损伤可分为:

- 简单的冠折 – 牙釉质裂; 牙釉质 – 牙本质裂
- 复杂的冠折 – 伴牙髓暴露的牙釉质 – 牙本质裂
- 冠根折——有或无牙髓暴露
- 根折 – 波及牙骨质; 可分为水平和斜位,

脱位损伤可分为:

- 牙震荡
- 半脱位
- 脱出性脱位
- 侧方脱位
- 嵌入性脱位
- 撕脱性损伤

损伤很少单独发生, 而且单个牙齿可能有多种损伤。每颗牙齿的多重损伤会增加牙齿长期后遗症的风险。

以下关于年轻患者创伤性牙齿损伤的评估和管理的说明是概述, 为了更全面的描述, 读者可以参考《牙齿创伤指南》: www.dentaltraumaguide.org。

创伤性事件的病史

　　获悉外伤的详细病史记录了解外伤是如何及何时发生的很重要。这将医生在对患者进行检查时候作出预判，在告知患者及其父母关于疾病预后时也会提供重要信息。损伤发生的地点对于评估是否需要注射破伤风疫苗来说是很重要的，例如在土壤附近的损伤，则需要进行破伤风疫苗的注射。在这一阶段确定患者的破伤风疫苗接种史可能是谨慎的。任何有头部受伤迹象诸如头痛、失忆症、恶心或呕吐伴随的意识丧失，均须被认真对待，并优先考虑转往事故及急诊单位。询问创伤史有助于解释临床检查中所见的症状。

　　在开始治疗之前，需要注意患者的药物史，如过敏史、血液病史、正在服用的药物和任何程度的免疫抑制。如果患者带着脱落的牙齿到达医院，在询问病史期间应将脱落的牙齿置于汉克平衡盐溶液（HBSS）中、牙齿保护液或牛奶中。

　　在评估牙髓活力时，敏感性测试可用于长期监测受损牙齿。考虑到年轻恒牙可能会有短暂的阴性结果，而且在牙外伤后 3 个月内患牙可能会出现假阴性反应。因此，选择在患者情绪平静、对自己目前状况不过分焦虑的情况下，在后期的复诊中来获取牙髓活力的结果是更为明智的。

　　影像学检查应根据临床表现进行。常规需要拍摄根尖周 X 线片，但如果怀疑存在根折的可能性，上颌咬翼片将有助于诊断。在发生唇撕裂伤和牙齿折裂，而碎片还没有定位明确的情况下，应拍摄软组织影像，以排除碎片嵌入唇的可能性。

　　照片是记录患者表现的一种重要而简单的方式。如果没有相机，也可以用线条图来描述所有软组织损伤。

牙折裂

- 简单的冠折——牙釉质裂；牙釉质 – 牙本质裂

小的裂纹可以抛光。如果牙齿需要进行修复，那么建议尽快使用复合树脂进行直接修复。如果时间并不充裕，可以使用玻璃离子单体在牙齿上放置临时"绷带"（图 6.7）

- 复杂冠折 – 牙髓暴露的牙釉质 – 牙本质裂

当牙髓暴露时，治疗的目的是尽量保持牙髓的活力，以支持牙根的继续形成。在局部麻醉和橡皮障下，可以进行 Cvek 牙髓切断术（图 6.8）。牙髓治疗完成后，可以用复合材料修复牙齿，如果牙齿碎片可用，并能轻松再定位，则应行重新粘固（图 6.9）。同样，如果时间不充裕，复诊间隔时间较长时，可以用玻璃离子单体作为临时"绷带"。

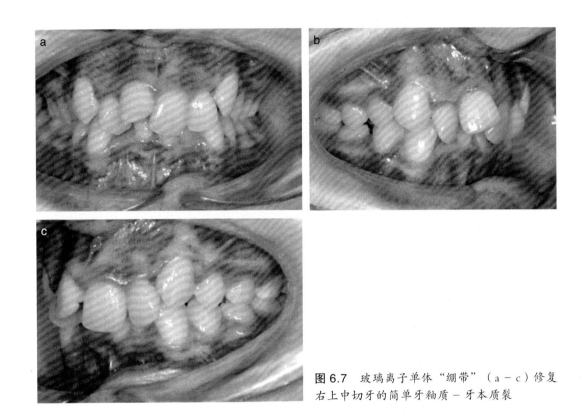

图 6.7 玻璃离子单体 "绷带" （a－c）修复右上中切牙的简单牙釉质－牙本质裂

- 冠根折－有或无牙髓暴露

冠根折可能难以恢复并且预后保守。然而，在确认拔牙之前，应该考虑失去牙齿的长期后果。简单冠根折的治疗选择包括冠部牙齿碎片的黏固、复合树脂充填、外科牵引或正畸牵引。对于复杂的冠根折的治疗方案如上所述，在牙齿修复之前，可以考虑采用 Cvek 牙髓切断术或根管治疗来处理牙髓。这种牙齿能否进行根管治疗的限制因素在于是否能够使用橡皮障进行隔离。

- 根折－涉及牙骨质；分为水平裂和斜形裂

根折可能位于根尖、牙根中段或根颈部三分之一处，最后一种情况预后最差。根据冠部牙齿碎片移位的位置，患牙牙冠可能比相邻牙齿长，出现松动和咬合干扰。如有可能，针对根尖和牙根中段三分之一处的根折，应在局麻下对冠部碎片进行重新定位，弹性夹板固定 4 周，颈三分之一处的根折应用弹性夹板固定 4 个月。如前所述，后者预后较差，应考虑纳入正畸计划，或保留牙根维持间隙。

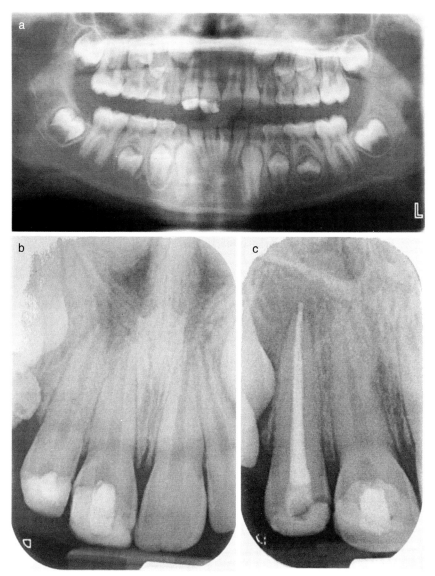

图6.8 一名8岁儿童发生右上中切牙，右上侧切牙联合复杂牙釉质－牙本质裂。a.治疗前X线影像。b.右上中切牙Cvek牙髓切断术。c.使用无机三氧化聚合物（MTA）进行根尖诱导成形术，采用古塔胶回填髓腔，冠部密封右上侧切牙

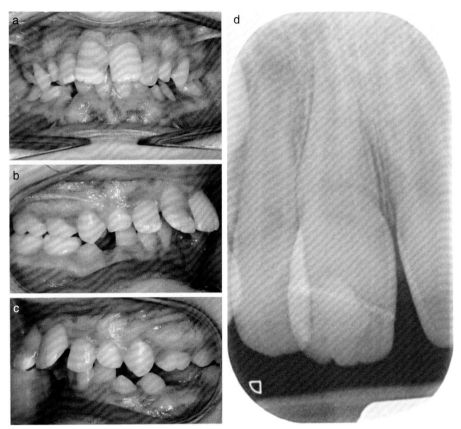

图6.9 右上中切牙的复杂牙釉质－牙本质折。Cvek断髓术后应用复合材料修复牙体缺损，治疗后临床表现（a–c）及影像学表现（d）

脱位性损伤

• 牙震荡

有牙震荡的牙齿摸起来会有点柔软，但松动度没有增加。患者应该放心，他们不需要任何治疗。

• 半脱位

半脱位的牙齿摸起来很软，松动度略增加。如上所述，医生需要安慰患者，对于焦虑的患者，可以使用弹性夹板起到安慰作用，也能缓解患者的痛苦。

• 脱出性脱位

脱出的牙齿比相邻的牙齿稍长，松动，可能有咬合干扰。建议在局部麻醉和弹性夹板的帮助下进行2周的数字化复位。

• 嵌入性脱位

嵌入的牙齿根向错位，进入牙槽骨，牙冠看起来比相邻牙短。在这种情况下，有可能牙冠已经折裂。嵌入的牙齿被固定在牙槽骨中，如果敲击，牙齿就会发出尖锐的强直声。治疗上，依赖牙齿的自发性萌出，还是进行正畸或数字化复位，需要根据嵌入程度的不同而选择。数字化复位的牙齿应使用弹性夹板固定 4 周。以下表格是国际牙科创伤学协会（www.dentaltraumaguide）提供的指南（表 6.1，表 6.2）。

　　● 撕脱性损伤

指牙齿从牙槽中完全脱出。从长远来看，立即再植的牙齿预后最好。如在 5min 内能再植一颗牙根未成熟的牙齿，应监测其血管再生情况。在同样的情况下，一个成熟的牙齿，根管治疗需要在 7~10d 进行。如果无法做到，理想的储存介质是汉克平衡盐溶液（HBSS），亦可用牛奶代替。下表总结了针对根尖孔闭合与未闭合的尖牙延迟再植的不同治疗策略（表 6.3）。

表 6.1　根尖孔开放的牙齿嵌入性损伤的处理建议

	嵌入程度	复位		
		自发性萌出	正畸	数字化
根尖孔	未达或达到 7mm	√		
开放	超过 7mm		√	√

表 6.2　根尖孔闭合的牙齿嵌入性损伤的处理建议

	嵌入程度	复位		
		自发性萌出	正畸	数字化
根尖孔	未达或达到 3mm	√		
闭合	3~7mm		√	√
	>7mm			√

表 6.3　不同牙根形成程度和口腔外干燥时间的撕脱牙的推荐治疗总结

发根发育	口外干燥时间	根管治疗	夹板固定时间	预后
根尖孔开放	<60 分	目标是血管再生	2 周	良好
根尖孔开放	>60 分	根管治疗（口外或尽快）	4 周	差
根尖孔闭合	<60 分	7~10d 内进行根管治疗	2 周	良好
根尖孔闭合	>60 分	根管治疗（口外或尽快）	4 周	差

并发症

混合牙列期发生创伤性牙损伤后可能发生以下并发症：

● 牙髓坏死 ± 变色

● 牙髓腔闭塞 ± 变色

- 牙根吸收
- 根骨粘连
- 低位咬合（图 6.10）

随　访

长期监测所有受创的牙齿对问题的早期诊断至关重要，以便进行阻断治疗以减少上述后遗症。

如果有如下两项牙髓坏死的症状或体征，应进行根管治疗

如：

- 疼痛
- 肿胀
- 出现窦道
- 牙齿变色
- 松动度增加
- 牙髓敏感度试验阴性（弱信号）
- 根尖周围存在透射影

在没有其他令人信服的迹象或症状的情况下，不应依赖敏感性测试结果。更多信息请访问 www.dentaltraumaguide.org。

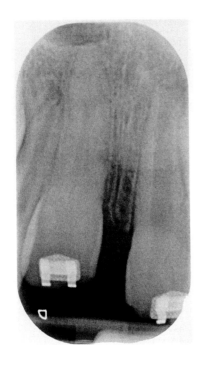

图 6.10　8 岁儿童右上中切牙的嵌入性损伤。伤后 8~9 个月尝试正畸牵引失败。在影像学上，右上中切牙经历了根管闭塞，临床上表现为根骨粘连，与左上中切牙相比缺乏垂直向发育

外伤牙齿的正畸移动

根据牙槽骨损伤的严重程度，既往受创的上颌恒切牙进行正畸治疗可能存在风险。人们认为，来自活动或固定矫治器的正畸力可能增加根吸收和牙髓坏死的易感性。支持这些假设的证据基于缺乏标准化结果的低质量研究和异质性创伤样本。然而，有外伤史的上颌恒切牙在使用活动矫治器矫正牙齿后丧失牙髓活力的发生率是7.3%~10.4%[12,32]。有嵌入性、侧方脱位和脱出性脱位损伤史的侧切牙和切牙发生牙髓坏死的风险较高。综合性正畸治疗可能导致牙根吸收的现象多有报道。外伤史是否会增加上颌恒切牙牙根吸收的风险仍存在争议。回顾性分析表明，外伤史是上颌恒切牙[33] 根吸收的危险因素之一。相比于同一患者未受损伤的上颌切牙，另一侧受伤的上颌恒切牙根并没有更明显的牙根吸收趋势 [34]。

有牙列外伤史的患者通常进行正畸治疗时（图 6.11），一般建议在施加正畸力之前进行一段时间的观察 / 监测。观察期的长短与创伤的严重程度有关。在正畸牙齿移动之前所需的观察周期如下 [31,36]：

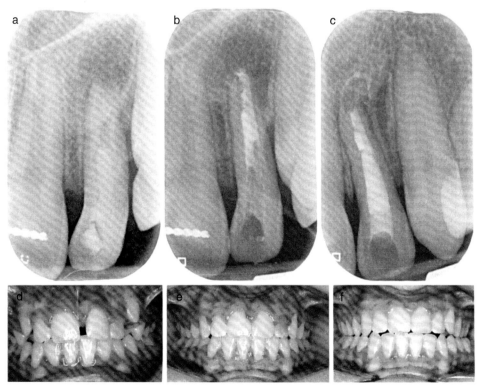

图 6.11 一名 12 岁患者的综合正畸治疗，轻度Ⅲ类错𬌗并发左上侧切牙外伤史伴拥挤。10 岁时，左上侧切牙受伤（a）。未成熟的左上侧切牙使用三氧化矿物骨料（MTA）进行根尖诱导成形术（b），然后采用古塔胶回填髓腔，冠部密封（c）。治疗错𬌗畸形前的临床表现（d）。使用上下固定式矫治器正畸治疗后的临床表现（e）。变色的左上侧切牙经牙内外（无牙髓）漂白技术后改善（f）

- 无牙髓累及的冠折和冠根折（3 个月）
- 冠折和冠根折伴牙髓受累（冠髓切断术后 3 个月出现硬组织屏障的影像学表现）
- 根折（12~24 个月）
- 轻微损伤包括牙震荡、半脱位、嵌入性脱位、轻微侧方脱位（3 个月）
- 中度 / 重度损伤，包括撕脱性损伤和再植，中度 / 重度侧方脱位（如无根骨粘连，12 个月）
- 未成熟的受伤牙齿（等待牙根继续发育的影像学迹象）

正畸治疗的拔牙方案中既可以考虑拔除[37]（图 6.12）长期预后较差的受伤牙齿（图 6.13），也可以保留这些牙齿于排齐的牙弓中，并开拓足够的间隙以备将来修复

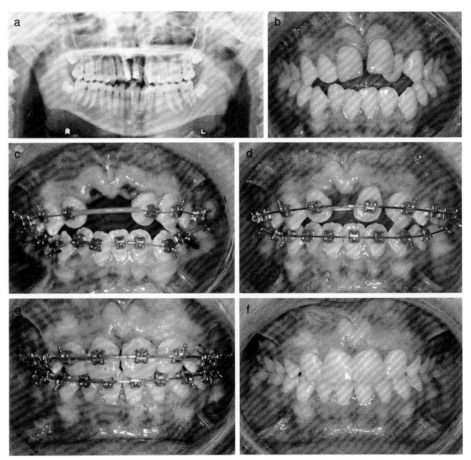

图 6.12　一名 13 岁的患者接受了全面正畸治疗，Ⅰ类错𬌗伴深覆盖，左右上颌中切牙有外伤史伴拥挤。治疗前放射影像（a）和临床表现（b）。治疗方案包括拔除左右上颌中切牙和两个下颌前磨牙。作为治疗的一部分，将右上侧切牙、左上侧切牙、右上尖牙和左上尖牙分别替代右上中切牙、左上中切牙、左上侧切牙和右上侧切牙的位置，并用复合材料进行美学修复。拔除左右上颌中切牙和放置上下固定矫治器（c）。用于关闭左右上颌中切牙间隙的弹力链（d）。右上尖牙、右上侧切牙、左上侧切牙、左上尖牙进行复合材料修复和持续性间隙关闭（e）。治疗后临床表现（f）

（图6.12）。前者不需要修复体替换牙齿。理想情况下，应该使用短时间的轻力。如果可能的话，应避免粘接托槽，从而限制暴露于正畸力，这可能会加速牙齿的脱落。在正畸治疗中，应密切监测有外伤史的上颌恒切牙。

应定期对牙髓健康和牙根的状态包括根吸收表现进行临床和影像学评估。在进行

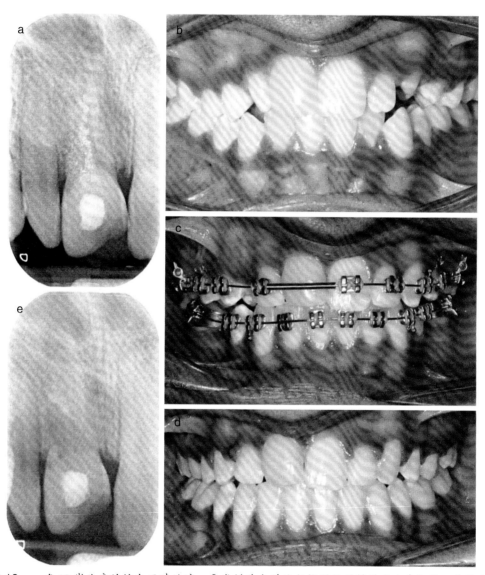

图6.13　一名12岁儿童的综合正畸治疗，Ⅰ类错𬌗合并已行撕脱后再植的右上中切牙、异位右上尖牙、过小的左右上颌侧切牙及拥挤。治疗前放射影像（a）和临床表现（b）。再植的右上中切牙经历了牙根外吸收和根骨粘连。采用复合贴面修复牙釉质－牙本质裂。治疗方案包括拔除错位的右上尖牙、左上第二前磨牙、左右下颌第二前磨牙。作为治疗的一部分，右上中切牙保留，左右上颌侧切牙由复合材料做美观修复。作为固定矫治的一部分，并没有粘接已发生根骨粘连的右上中切牙，因为它排列得很好，这样做也避免不希望的支抗丧失（c）治疗后临床表现（d）及影像学表现（e），采用复合材料修复左右上颌侧切牙，改善其美学外观

任何形式的正畸治疗之前，有必要对创伤事件进行准确的病史记录，并进行临床检查和适当的特别调查。必须识别和记录任何先前已经存在的根吸收的证据（图 6.14）。多学科联合治疗的观点在这些情况下可能是有益的。患者和他们的父母应同意治疗，并向他们解释外伤的上颌恒切牙在正畸移动中可能存在的风险 [31]。

讨 论

早期的正畸治疗可以减少上颌恒切牙过大的覆盖，从而降低其损伤的风险，这可能是有益的。在知情同意的过程中，所有潜在的风险，如牙髓可能失去活力、牙根吸收和未来的牙齿修复，都应加以概述和记录。应告知患者及家长在恒牙列期可能需要进一步的正畸治疗。为确保最佳的治疗结果，应采取多学科联合治疗。临床医生和牙医应提倡采取其他预防措施，以减少儿童上颌恒切牙牙槽损伤的风险。这包括给家长和儿童介绍可能发生创伤的环境或情况，并强调在参加活动时戴防护牙托的重要性，因为运动可能导致上颌恒切牙创伤。

感谢玛丽女王大学读者 / 名誉顾问 Dr Padhraig Fleming 和 NHS 基金会信托国王学院医院牙齿矫正顾问 Shruti Patel 女士分别提供了图 6.12 和图 6.13 中所使用的图像。我们也要感谢国王学院医院 NHS 基金会信托的儿科牙科部门的顾问同事。

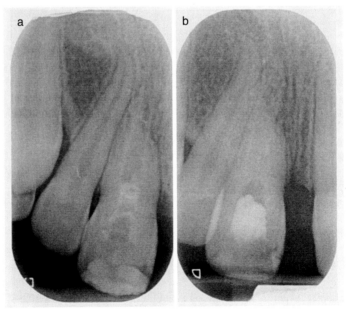

图 6.14 9岁儿童右上中切牙牙釉质 – 牙本质折及撕脱性损伤。右上中切牙的根尖周影像评估，该牙在再植后逐渐发生牙根外吸收（a）和 12 个月的随访（b）

参考文献

[1] Andersson L. Epidemiology of traumatic dental injuries. J Endod,2013,39:S2–5.

[2] Marcenes W, Murray S. Social deprivation and traumatic dental injuries among 14-year-old schoolchildren in Newham, London. Dent Traumatol,2001,17:17–21.

[3] Oldin A, Lundgren J, Nilsson M, et al. Traumatic dental injuries among children aged 0-17 years in the BITA study – a longitudinal Swedish multicenter study. Dent Traumatol, 2015,31:9–17.

[4] Traebert J, Almeida IC, Marcenes W. Etiology of traumatic dental injuries in 11 to 13-year-old schoolchildren. Oral Health Prev Dent,2003,1:317–323.

[5] Burden DJ. An investigation of the association between overjet size, lip coverage, and traumatic injury to maxillary incisors. Eur J Orthod,1995,17:513–517.

[6] Glendor U. Epidemiology of traumatic dental injuries–a 12 year review of the literature. Dent Traumatol,2008,24:603–611.

[7] Paiva PC, Paiva HN, Oliveira Filho PM, et al. Prevalence of traumatic dental injuries and its association with binge drinking among 12-year-olds: a population-based study. Int J Paediatr Dent,2015,25:239–247.

[8] O'Brien M. Children's dental health in the United Kingdom 1993. In Report of Dental Survey, Office of Population Censuses and Surveys. London: Her Majesty's Stationery Office, 1994.

[9] Bauss O, Röhling J, Schwestka-Polly R. Prevalence of traumatic injuries to the permanent incisors in candidates for orthodontic treatment. Dent Traumatol,2004,20:61–66.

[10] Johnston T, Messer LB. An in vitro study of the efficacy of mouthguard protection for dento alveolar injuries in deciduous and mixed dentitions. Endod Dent Traumatol, 1996,12:277–285.

[11] Brin I, Ben-Bassat Y, Heling I, et al. Profile of an orthodontic patient at risk of dental trauma. Endod Dent Traumatol, 2000,16:111–115.

[12] Bauss O, Freitag S, Röhling J, et al. Influence of overjet and lip coverage on the preva lence and severity of incisor trauma. J Orofac Orthop, 2008,69:402–410.

[13] Nguyen QV, Bezemer PD, Habets L,et al. A systematic review of the relation ship between overjet size and traumatic dental injuries. Eur J Orthod,1999,21:503–515.

[14] Ghose LJ, Baghdady VS, Enke H. Relation of traumatized permanent anterior teeth to occlu sion and lip condition. Community Dent Oral Epidemiol,1980,8:381–384.

[15] Cortes MI, Marcenes W, Sheiham A. Impact of traumatic injuries to the permanent teeth on the oral health-related quality of life in 12-14-year-old children. Community Dent Oral Epidemiol,2002,30:193–198.

[16] Porritt JM, Rodd HD, Ruth Baker S. Quality of life impacts following childhood dento alveolar trauma. Dent Traumatol,2011,27:2–9.

[17] Glendor U, Jonsson D, Halling A, et al. Direct and indirect costs of dental trauma in Sweden: a 2-year prospective study of children and adolescents. Community Dent Oral Epidemiol, 2001,29:150–160.

[18] Glendor U, Halling A, Bodin L,et al. Direct and indirect time spent on care of dental trauma: a 2-year prospective study of children and adolescents. Endod Dent Traumatol,2000,16:16–23.

[19] Jackson NG, Waterhouse PJ, Maguire A. Management of dental trauma in primary care: a postal survey of general dental practitioners. Br Dent J, 2005,198:293–297.

[20] Borum MK, Andreasen JO. Therapeutic and economic implications of traumatic dental inju ries in Denmark: an estimate based on 7549 patients treated at a major trauma centre. Int J Paediatr Dent,2001,11:249–258.

[21] Sheiham A, Watt RG. The common risk factor approach: a rational basis for promoting oral health. Community Dent Oral Epidemiol, 2000,28:399–406.

[22] Knapik JJ, Marshall SW, Lee RB, et al. Mouthguards in sport activities : history, physical properties and

injury prevention effectiveness. Sports Med,2007,37:117–144.

[23] Maeda Y, Kumamoto D, Yagi K, et al. Effectiveness and fabrication of mouthguards. Dent Traumatol, 2009,25:556–564.

[24] Oikarinen KS, Salonen MA, Korhonen J. Comparison of the guarding capacities of mouth protectors. Endod Dent Traumatol, 1993,9:115–119.

[25] Hoffmann J, Alfter G, Rudolph NK,et al. Experimental comparative study of various mouthguards. Endod Dent Traumatol,1999,15:157–163.

[26] Newsome PR, Tran DC, Cooke MS. The role of the mouthguard in the prevention of sports related dental injuries: a review. Int J Paediatr Dent, 2001,11:396–404.

[27] Walker J, Jakobsen J, Brown S. Attitudes concerning mouthguard use in 7- to 8-year-old children. ASDC J Dent Child,2002,69:207–211.

[28] Croll TP, Castaldi CR. Custom sports mouthguard modified for orthodontic patients and children in the transitional dentition. Pediatr Dent,2004,26:417–420.

[29] Ferrari CH, Ferreria de Mederios JM. Dental trauma and level of information: mouthguard use in different contact sports. Dent Traumatol,2002,18:144–147.

[30] Thiruvenkatachari B, Harrison JE, Worthington HV, et al. Orthodontic treatment for prominent upper front teeth (Class II malocclusion) in children. Cochrane Database Syst Rev,2013(11):CD003452.

[31] Kindelan SA, Day PF, Kindelan JD, et al. Dental trauma: an overview of its influence on the management of orthodontic treatment:Part 1. J Orthod,2008,35:68–78.

[32] Brin I, Ben-Bassat Y, Heling I, et al. The influence of orthodontic treatment on previously traumatized permanent incisors. Eur J Orthod,1991,13:372–377.

[33] Linge L, Linge BO. Patient characteristics and treatment variables associated with apical root resorption during orthodontic treatment. Am J Orthod Dentofacial Orthop,1991,99:35–43.

[34] Malmgren O, Goldson L, Hill C, et al. Root resorption after orthodontic treatment of traumatized teeth. Am J Orthod,1982,82:487–491.

[35] Weltman B, Vig KW, Fields HW,et al. Root resorption associated with orthodontic tooth movement: a systematic review. Am J Orthod Dentofacial Orthop,2010,137:462–476.

[36] Malmgren O, Malmgren B, Goldson L. Orthodontic management of the traumatised dentition//Andreasen JO, Andreasen FM, Andersson L. Textbook and color atlas of traumatic injuries to the teeth:4th ed. Oxford: Blackwell Munksgaard,2007,669–715.

[37] Fleming PS, Seehra J, Dibiase AT. Combined orthodontic-restorative management of maxillary central incisors lost following traumatic injury: a case report. Orthodontics (Chic.),2011,12:242–251.

第 7 章

上颌中切牙阻生

Shruti Patel

● 摘　要

　　即使上颌中切牙有任何显著的萌出延迟，在诊疗时都需要谨慎处理，因为患者通常很年轻且之前没有任何牙科就诊经验。治疗计划要考虑多种因素，包括年龄、患者依从性、病因、阻生牙的位置、开拓间隙的潜在需求、适当的外科干预和可能的正畸助萌手段。医生需要通过临床和影像学评估做出精准的诊断。虽然排齐弯根切牙和高位阻生切牙较为困难，但绝大多数阻生切牙的治疗结果令人满意。理想状态下，患者开始上中学时，上中切牙和侧切牙都应已经萌出，这点对于患者来说有着牙科、功能、美学和心里社会上的益处。英国提供了上颌阻生切牙的临床管理的详细指南（https://www.rcseng.ac.uk/fds/publications-clinical guidelines/clinical_guidelines/documents/ManMaxIncisors2010.pdf）。

引　言

　　上颌中切牙是微笑中最易被关注的牙齿，通常在微笑和讲话时最为明显（图7.1），因此它们的萌出和位置对患者的牙齿和面部美观有着很大的影响。上切牙萌出障碍被认为缺乏吸引力并影响患者自尊心，以及患者与他人发展社会关系的信心[1]。随着网络和社交媒体运用的日益广泛，年轻患者更加在意面部吸引力和牙齿外形。这个年龄段的孩子经常容易受到同伴们的嘲笑欺凌。据报道，10~14岁患有错𬌗畸形的孩子受欺凌的比例是12.8%[2]。上切牙阻生的患者年纪相对较小，因此建议早发现早治疗以获得理想的结果。

S. Patel
King's College Hospital NHS Foundation Trust, London, UK

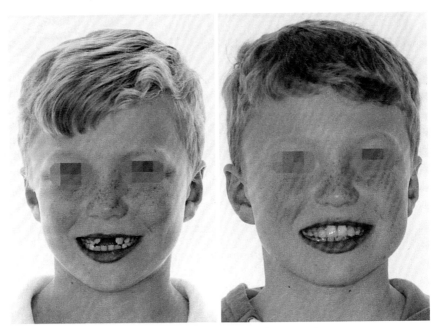

图 7.1 上颌中切牙在面部美学中的重要性

病因和患病率

高加索人种中上颌中切牙是第三大容易阻生的牙齿，仅次于第三磨牙和上颌尖牙。男性切牙阻生在较女性多发。有其他遗传性牙殆畸形时切牙阻生高发，如釉质发育不全、多生牙和其他异位牙[3]（图 7.2）。根据病因将上切牙阻生分为遗传性或环境性。迄今为止最常见的遗传因素是多生牙继发的阻生，尤其是有形态学结节时。其他遗传因素包括牙瘤、异常的牙/组织比例、一般性迟萌、牙龈纤维瘤病、唇腭裂和颅骨锁骨发育不全。环境因素包括创伤、乳牙早期拔除或早失及相关的间隙早失、乳牙滞留、囊性变、内分泌异常和骨病变[4]。上颌中切牙在出生后 3~4 个月开始钙化，牙冠钙化持续到平均 4.5 岁，对乳中切牙任何明显的创伤都可能干扰极其临近的继承恒牙冠根的正常发育。干扰的程度取决于创伤时儿童的年龄、创伤的严重程度和方向。这会导致牙齿的弯曲，例如牙冠或牙根的成角、曲线或急弯，从而造成了所谓的牙齿形态发育异常。任何显著的干扰都会潜在影响上颌中切牙的正常萌出。

诊　断

以下情况可以初步诊断为上中切牙阻生和萌出障碍：

● 对侧中切牙已萌出超过 6 个月；

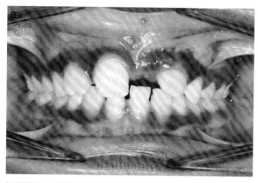

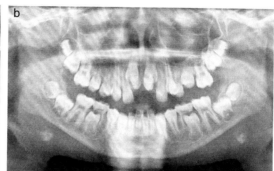

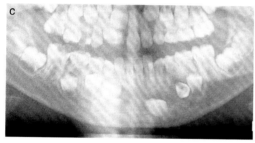

图 7.2　病因。当存在其他牙齿异常时切牙阻生更常见。a. 牙釉质发育不全。b. 多生牙。c. 其他异位牙齿

- 上中切牙未萌，上侧切牙已萌出；
- 双侧上中切牙未萌，下中切牙已萌出超过 12 个月。

临床检查

　　因为绝大多数阻生牙都没有症状，患者可能意识不到。转诊患者通常在常规预约中偶然发现或因为父母的担忧前来。这可能是小患者们第一次看牙科医生，因此让他们有一个积极的体验并且保持放松很重要。未来的治疗在某种程度上可能是复杂且不适的，并且需要患者的依从性。

　　一份完整的病史应被视为临床检查的一部分，因为许多系统性疾病都可以导致牙齿迟萌，包括早产、低出生体重、内分泌紊乱、维生素 D 缺乏、贫血或者肾脏疾病。创伤史也应详细记录。幼时牙齿外伤很常见，幸运的是大多数情况下损伤较小。家长可能认为这些损伤只是成长过程中正常的刮擦和碰撞，而不记得这些特殊事故。提到自行车事故、从椅子、树上摔下来或在游泳池边摔倒等情境可以帮助家长慢慢回忆。如果对所报告的创伤原因有任何疑虑，应遵循儿童保护协议，仔细记录相关回答，并记录创伤发生的大致日期。

　　之后应进行详细的口内检查。包括对现有牙齿的评估，参考任何本应正常脱落的滞留乳牙，颊、腭侧组织的触诊，相邻牙齿的角度和倾斜度，以及测量未萌切牙萌出时现有的可用间隙（图 7.3）。前牙区角化龈的量、口腔卫生以及口腔整体情况也要评估。

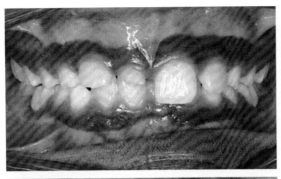
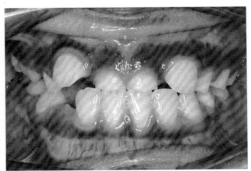
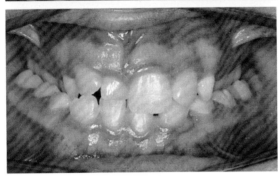

图 7.3 图示为不同程度的间隙丧失

这种全面的检查可以让医生深入了解年轻患者在以后的检查中的合作程度，如拍 X 线片、拍口内照和取模。

评估相邻牙齿的角度和倾斜度通常对确定未萌切牙的位置有帮助。如果在即将萌出时发生阻生，邻牙可能受到影响并向近中倾斜。然而如果阻生位置非常高，那邻牙可能完全不受影响。医生应测量未萌牙齿的可用间隙。如果因拥挤而间隙丧失，或者侧切牙近中移动，阻生中切牙将不会主动萌出，任何治疗计划都应先开拓间隙。

影像学检查

影像学检查对于精确定位阻生牙和帮助确定其萌出失败原因是必要的。在考虑标准 X 线片和（或）三维影像所提供的信息时，应对每个病例进行个体评估。

对每个患者来说任何放射摄影成像的请求必须是临床合理的，对于年轻患者则更是如此，其中放射剂量应保持在合理可行的最低水平。单张 X 线片只能提供二维视图，所以要定位未萌牙需要多张 X 线片。有多种 X 线片视图可供选择，包括：

- 上颌标准咬合片

- 根尖片

- 牙科全景片

- 头颅侧位片
- CBCT

上颌标准咬合片

该 X 线片是 X 射线管与咬合面成 60° 角拍摄的，清楚地显示上颌切牙区域。放置口内胶片对于年轻患者来说相对舒适可以忍受，并且对未萌切牙提供良好的清晰度。然而，由于 X 射线的角度问题，上颌中切牙的牙根显得"短了"，且仅靠这张 X 线片无法准确诊断阻生牙在牙槽骨中的垂直位置（图 7.4a）。

根尖片

在 X 射线管成角度的情况下拍摄根尖片，以便 X 射线通过最少的周围组织，呈现出清晰的未萌切牙图像，失真极小。牙囊、囊性变、切牙角度、邻牙牙根形态和任何可能的阻生都可以见到。如果阻生是由多生牙导致的，就有可能根据这张片子判断出阻生类型。和上颌标准咬合片一样，根尖片无法对阻生牙在垂直向和颊舌向精确定位。但由于视野清晰度提高和放射剂量较低，如果患者可以接受口内胶片，那要求拍摄此片是有利的（图 7.4b）。

牙科全景片

这是完整的正畸评估最常要求拍摄的放射片。虽然它在图像清晰度上缺乏细节，

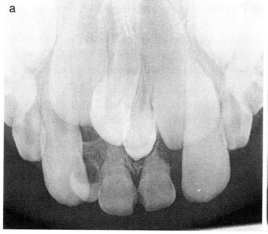
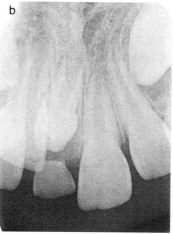

图 7.4 未萌上颌切牙的影像学表现。a. 上前牙咬合片显示两个阻生的多生牙。b. 根尖片

但是完善了临床检查并提供了包括萌出和未萌出的所有牙齿的现存情况、位置和形态的极好概览（图 7.2b、c）。虽然由于切牙区的焦距沟相对狭窄，前牙区清晰度最低，但是阻生的高度显而易见。此外，颈椎的叠加也导致了这个区域的一些模糊。

较新的全景机因为设置上允许放射野限制和适当的图像准直，在减少辐射剂量上有优势。"仅牙列"视野可导致辐射剂量减少达 50%。可以拍摄尖牙到尖牙的前牙区全景片以进一步减少放射剂量（图 7.5）。

头颅侧位片

如要在矢状面上观察未萌牙，头影测量影像可能需要结合牙科全景片和上颌标准咬合片（图 7.6a）。组合使用不同角度拍摄的放射片可以获得未萌牙齿的三维图像，并且对牙阻生高度和冠根颊舌向倾斜度提供更多信息。

在大多数病例中，使用这些组合视图对于准确定位、诊断和制订进一步的治疗计划可能足够了，但如果怀疑有扩张或其他病理变化，则可在选择的病例中使用计算机锥形束断层扫描。

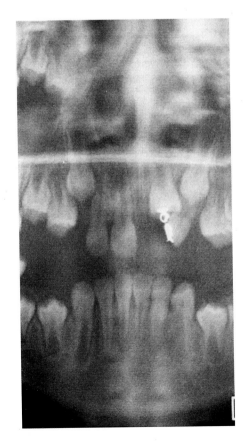

图 7.5 7 岁 8 个月患儿左上中切牙阻生，暴露和粘接约 6 个月后的前部全景图（参见图 7.6 有关该牙齿原始位置的图像）

计算机锥形束断层扫描

　　在复杂的情况下，可以使用计算机锥形束断层扫描（CBCT）做进一步的射线照相研究，通常可以请求外科同事协助。对于存在多个多生牙或怀疑严重的牙根弯曲，CBCT 具有提供清晰的三维视图的优点，可以从所有角度旋转和观察，并补充全景视图（图 7.6b、c）。与外科同事共享所有信息至关重要，理想情况下，应在综合多学科诊所一起询问患者，以便集体讨论明确的治疗计划决策。

　　请求拍摄 CBCT 时，必须考虑额外放射剂量的风险并在其与获得更佳视野和潜在

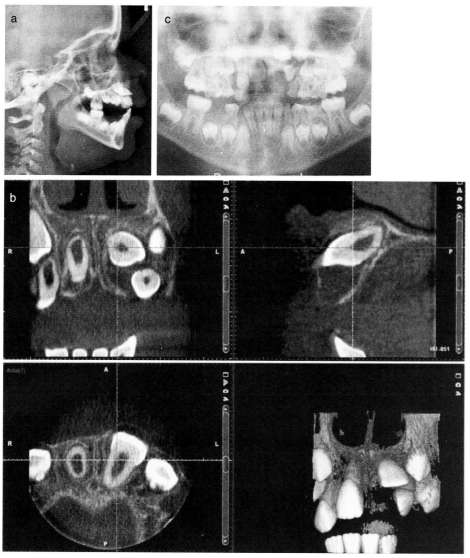

图 7.6　未经治疗的上颌切牙的预处理成像（图 7.5 所示为治疗后）。a. 头颅侧位片。b.CBCT。c. 全景片

的改善的临床结果间权衡。需要指定 CBCT 的体积，并且应尽可能保持最小以减少辐射剂量。放射体积的大小称为视场（FOV）。

CBCT 潜在的优势包括：

● 可以从各个角度查看图像，从而获得未萌出牙齿完整的三维图像。这在向家长解释问题的性质时很有用。

● 可以在所有空间平面中查看相邻结构，从而规划引导切牙通过最少障碍物时的受力机制。

● 可以评估邻牙牙根吸收。

● 可以与外科同事讨论并得到矫治器在切牙上的最佳附着位置

● 可以规划理想的手术通路，以尽量减少去骨。

● 如果存在牙根弯曲，可以讨论其程度，因为牵引重度牙根弯曲的中切牙极具挑战性。对牙冠施加任何力都可能导致牙根在不利的方向上移动。为了获得成功的结果，必须移动完全包裹在牙槽骨中的牙冠和牙根。

由于辐射剂量大幅增加，常规使用 CBCT 是不合理的。最近发表在英国的《放射学指南》[5] 和《欧洲指南》[6] 不支持使用 CBCT 作为正畸操作的常规部分。当正畸医生和（或）外科医生认为获得的额外信息将有助于改善治疗效果时，请求应被保留。医学物理学的未来发展可能会开发出放射剂量等于或小于标准射线照片的锥形束计算机断层扫描机，这很可能会促使医生在评估影像学结果和制定治疗计划时更多去使用 CBCT。

治疗时机

大多数未萌的中切牙在 7~8 岁时被诊断出来。除非确诊时的年龄更小，否则在正畸医生相信患者能够配合且充分理解治疗将涉及内容的情况下，就应该开始治疗。没有确凿的证据表明患者越年轻，牙齿萌出就越有力，但早期排齐会产生相当好的心理社会效益。已经提出了几种不同的治疗方法，但所有方法都有一个共同的主题，即正常萌出延迟越少，结果越有利。

管　理

阻生上颌中切牙的管理涉及许多流程，包括获得恰当的知情同意、为阻生牙在牙弓中创造足够的空间、规划手术干预、去除任何相关障碍和适当的助萌。

知情同意

　　家长自然希望充分了解所有正畸和手术治疗的风险和益处，以及成功结果的预后。理想情况下，治疗时间应尽量短，并强调这个早期阶段的目的主要是使未萌的牙齿进入口腔并维护上颌骨前牙区的牙槽骨。较年轻的患者需要更长的预约时间和贯穿于整个治疗期间的足够的鼓励。如果使用固定矫治器，对口腔卫生和饮食控制的要求会增加。在施加牵引力时难以停止治疗。在开始使用固定矫治器治疗之前，必须花时间与年轻患者和父母一起，以便所有人都充分了解所需的承诺。应解释未完成治疗的风险。治疗阶段的矫治器照片对于向年轻患者解释非常有用，因为他们可能对长时间的谈话心生畏惧。患者的理解越多，他们就准备的越好，更可能获得最佳结果。应该提醒父母，随着牙列发育，其他牙阻生的风险会增加，尤其是阻生切牙同侧的上颌尖牙[7-8]。这就使得维持这段阻断治疗的时间越短越好，因为未来可能仍需要治疗。在某些情况下，患者可能必须接受切牙轻微不齐。其他治疗风险包括牙根吸收、牙槽骨吸收、牙齿活力丧失和根骨粘连。幸运的是，所有这些都是罕见的并发症。有时可能需要不止一次手术。最近的一项研究表明，未萌切牙患者接受过外科治疗并进行正畸助萌的成功率为90%。6个未萌切牙中会有5个牙根弯曲。有牙根弯曲或者阻生位置高的切牙总体治疗时间更长[8]。

　　随着牙齿的萌出，口腔卫生指导是必不可少的，因为许多牙齿没有最佳的牙龈状况和轮廓。这通常随着时间的推移而改善，但在某些情况下，治疗后仍有牙龈边缘水平不同和萎缩。

创造足够的间隙

　　最终的处理将取决于对未萌切牙病因学基础的最终诊断和确认。假如没有明显的原因，如果乳牙存在则应拔除，并为恒切牙开拓空间。回顾性评估表明，如果通过正畸治疗创造足够的空间并且在中度至严重拥挤的情况下拔除乳尖牙，则多达75%的未萌切牙会主动萌出[9]。

　　在开始任何主动矫治器治疗之前应该进行完整的正畸检查，因为患者可能出现其他错𬌗，如前牙或后牙反𬌗，深覆𬌗或Ⅱ类错𬌗。有可能要纠正这些中的一些或全部问题，但一般来说，应该对未萌切牙优先治疗。其他咬合异常通常被接受，直到可以在完整的永久性牙列中规划明确的正畸治疗。矫治器的选择取决于患者的合作程度。如果对年轻患者如何应对治疗有任何疑虑，最好从一个带有扩弓螺丝和指簧的简单上颌活动矫治器开始（图7.7）。然而，活动矫治器的使用应限于短期，这是因为靠中切牙和侧切牙牙冠远中倾斜获得的间隙的方法可能导致邻牙牙根部向近中倾斜并可能进入了未萌中切牙牙冠的路径。尽管存在理论上的局限

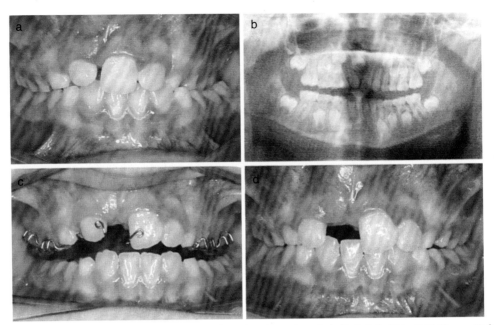

图 7.7 使用上颌活动矫治器为阻生的右上中切牙开拓间隙，伴有扩弓和相邻切牙倾斜。a. 临床处理前 .b. 影像学表现。戴活动矫治器后 3 个月（c）和 10 个月（d）

性，上颌活动矫治器非常有助于鼓励紧张的孩子应对治疗。固定矫治器使用起来更具挑战性，但它们具有许多优点，前提是患者可以管理好饮食和口腔卫生。固定矫治器可以产生邻牙可控的整体移动，并且一旦产生足够的间隙，在外科手术期间和之后容易保留。

计划外科手术干预

如果计划进行手术，最好在为未萌出牙创建足够的间隙后进行。对于受影响的牙齿。应与外科同事一起综合决定最适合患者的手术暴露方式。通常，有两种暴露阻生牙的基本方法：

● 开放式助萌技术。暴露上颌中切牙的最简单和最保守的方法是进行简单的牙龈切除术，用小切口暴露牙冠。这种方法适应证很窄，因为牙齿的牙冠必须在角化龈组成的口腔黏膜下即可触及。长期的牙周状况将取决于牙齿唇面膜龈附着的质量，暴露后需要在牙齿周围留下至少 3 mm 的附着牙龈（图 7.8）。根向复位瓣是开放式助萌的另一种方式。将从牙槽嵴顶取的龈瓣小心地抬起，保持附着龈完整，并重新定位在新暴露的牙冠上方。这可能会导致术后卫生问题，必须使用非丁香酚为基础的牙周敷料维持牙冠暴露。开放式助萌对正畸医生来说，明显的优势是能够在干燥的环境下粘接附件并施加牵引力，但有一些证据表明用这种技术美学和牙周结果不佳的风险更大[10]。

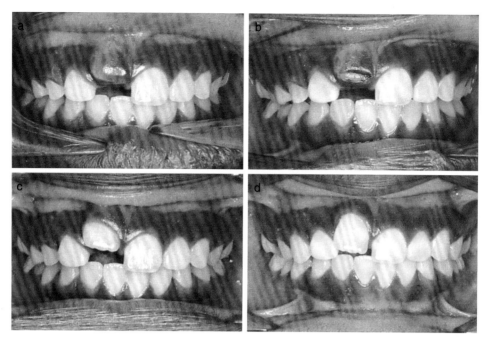

图 7.8　对唇侧阻生的右上中切牙进行简单的开放式暴露。a. 处理前。b. 在牙龈切除术后即刻。C. 龈切除术后 2 周。d. 龈切除术后 6 个月

• 封闭式助萌技术。如果计划牵引引导牙齿进入其正确的功能位置，则大多数外科医生更喜欢手术暴露上颌中切牙的这种方法。掀开龈瓣并用复合树脂将托槽粘到暴露的切牙牙面上。然后放回龈瓣并与从牙槽嵴伸出穿过角化龈的金链缝合（图 7.9）。如果可行，托槽应粘在切牙的腭侧面上，最大限度地减少在萌出期间托槽与牙槽黏膜粘连的风险（图 7.10）。但这可能具有挑战性，且应优先保护暴露牙齿周围的骨骼。这种方法去骨量保守，愈合快速且必要时可以施加牵引力。由于正畸医生无法看到术中暴露的切牙牙冠，因此要求在放回颊侧龈瓣之前给暴露的牙冠和粘接的附件拍照是有帮助的，尤其是在规划牵引方向时。如果存在多个多生牙，则两个中切牙都会受到影响，如果决定必须给其中一个门牙先施加牵引力，则照片可能会有所帮助（图 7.9c）。采用封闭式助萌技术有更好的美学效果和骨质支撑[11]。

去除任何有切牙迟萌证据的物理障碍

多生牙或牙瘤不一定会使切牙延迟萌出。结节状的多生牙很少主动萌出，常常阻碍恒切牙的萌出，而锥形的多生牙经常主动萌出，通常不会造成萌出延迟[12]（图 7.11）。在组合性和混合性牙瘤的分析中，混合性牙瘤的病例中，有一半阻碍了恒切牙萌出；组合性牙瘤的病例中有三分之一。一旦有证据证实多生牙或牙瘤阻碍或干扰正常的牙萌出，建议手术切除。通常多生牙和牙瘤会生长到切牙牙冠的腭侧，并且很少引起

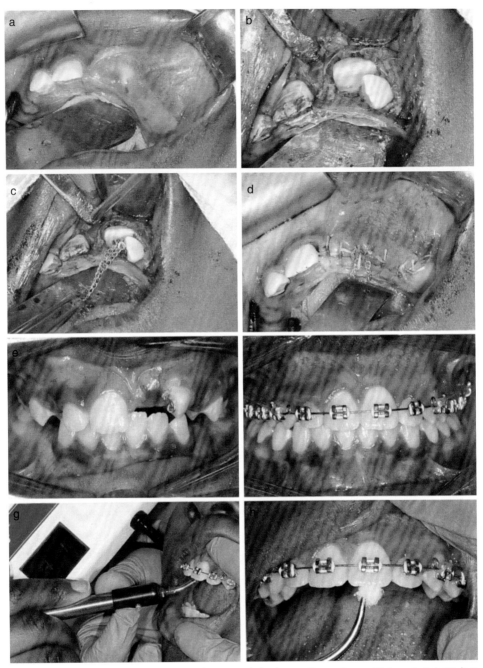

图 7.9 对于阻生的右上中切牙的封闭式暴露和正畸牵引，如图 7.5 和 7.6 所示。牙齿仍然有活力，并获得了良好的咬合位置

根部显著的弯曲。因此早期移除对上颌中切牙的萌出预后是有利的。如果在使整个牙囊保持完整的情况下移除阻碍物，则阻生的牙齿应主动萌出，而不需要正畸牵引（图 7.12）。然而在许多病例中，多生牙与切牙腭侧面非常接近以至于破坏牙囊不可避免，因此建议将附件粘到切牙上，这可用于施加牵引力。

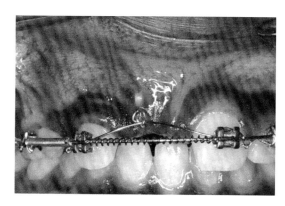

图7.10　透过牙槽黏膜可见的唇侧粘接的附件，具有骨开窗风险

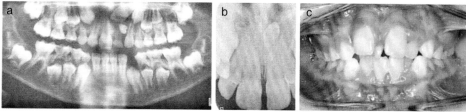

图 7.11　与锥形多生牙（b，c）相比，结节状多生牙（a）和牙瘤更容易阻挡切牙萌出

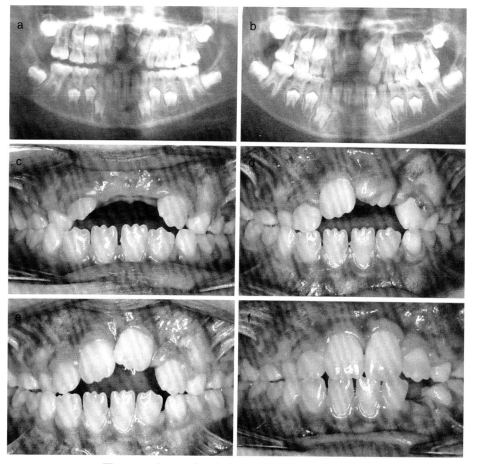

图 7.12　去除结节状多生牙后阻生的上中切牙萌出

暴露牙根弯曲的切牙

由于各种原因，牙冠和牙根形状的发育可能发生障碍。尽管严重创伤通常被认为是主要原因，但大多数牙根弯曲是起源于发育的，并且很可能是牙胚异位发育造成[14]。牙根弯曲的程度以及牙冠和牙根的倾斜度将决定是否可以使牙冠排齐（图 7.13）。锥形束计算机断层扫描将允许正畸医生从所有角度观察牙根弯曲，并且提供关于牙齿将被移动部位的牙槽骨的质和量的信息。如果想要成功排齐，可以规划牵引方式以维持牙冠和牙根都在牙槽骨中[15]。如果冠部可以排齐而根尖突出于唇侧骨板，则可以考虑通过根管治疗剩余的切牙来切除顶点[16]。即使无法实现最佳排齐和牙龈边缘形态，排齐牙根弯曲的切牙也将有利于维持牙槽骨骨量（图 7.14）。严重的弯曲可能需要手术切除。

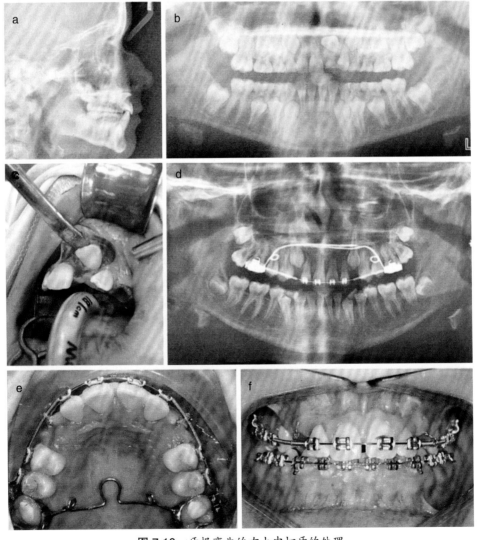

图 7.13 牙根弯曲的右上中切牙的处理

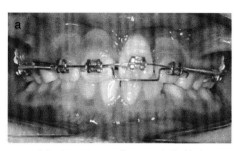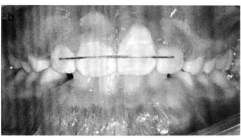

图 7.14 牙根弯曲的右上中切牙（a）排齐之后，龈缘差异很大，治疗中（b）拆除矫治器 6 个月后有了细微的改善。由多股不锈钢丝制成的粘接在唇侧的保持器

正畸引导的牙萌出

当将未萌切牙引导至其功能位置时，必须遵守正畸牙齿移动的生物力学原理。准备充足的支抗可能具有挑战性，因为在引导萌出时，第一恒磨牙和三个切牙通常是仅有的萌出的恒牙。为了获得最大的潜在支抗，可以将焊接到腭弓上的磨牙带环粘接到第一恒磨牙上，并且在上颌侧切牙和已经萌出的中切牙上粘接托槽。这被称为"2×4"固定矫治器（图 7.15）。磨牙和侧切牙之间的弓丝应通过将它们封闭在不锈钢管中来支撑，精确切割以适合无支撑的基部弓丝的精确长度。另外，第一恒磨牙远中弓丝回弯可起作用。有时，如果对弓丝的支撑不足，可能需要在乳尖牙或乳磨牙上粘接附件。可以使用大口径孔眼附件，因为它们的主要目的是支撑弓丝而不是移动乳牙（图 7.16）。当刚性不锈钢弓丝就位时，可以施加温和的牵引力，并且随着矫治进展，细镍钛丝可以用作结扎在刚性不锈钢丝上的叠加辅弓（图 7.17）。应避免使用方丝，以尽量减少根部的转矩，从而阻碍未萌的牙齿。必须规划牵引方向，特别是存在牙根弯曲时，应该小心地引导牙齿穿过厚的附着角化黏膜以利用牙周支撑。一旦牙齿可见，应检查并监测其活力直至排齐（图 7.9）。

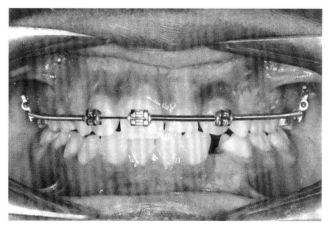

图 7.15 "2×4"矫治器

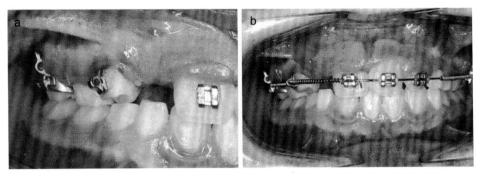

图 7.16 侧切牙先天缺失，因此在乳磨牙上粘接"大口径"附件以支撑弓丝

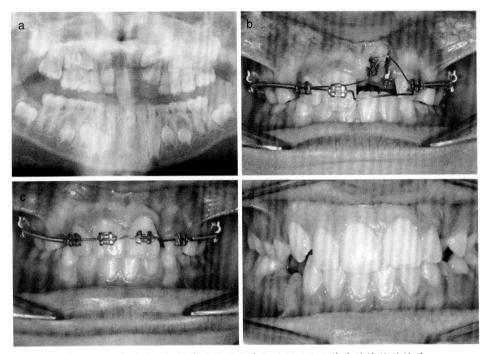

图 7.17 在刚性不锈钢基础弓丝上叠加使用 0.012 英寸的镍钛丝辅弓

囊性变

与任何未萌的牙齿一样，阻生切牙可发生囊性变。如果怀疑囊泡增大，并且未萌出牙齿发生可能与之相关的位移，可以使用锥形束计算机断层扫描以识别病变的完整范围。建议采用保守的手术方法来促进切牙萌出。根据病变的大小，剜除术或开窗减压术是可选择的治疗方法。建议治疗后观察一段时间，如果切牙位置没有改善，可以考虑以后进一步暴露和牵引。

手术去除预后不佳的切牙

如果未萌切牙根骨粘连，则正畸牵引可能不会成功。萌出过程中的任何牙齿都可能发生牙周韧带最内层的置换性吸收。真正的根骨粘连很难诊断，但是如果持续施加轻牵引力却没有进展时就应该怀疑（通过测量金链可以看出），并且矫治器中包含的邻牙也会被压低。

手术拔除切牙必须被视为最后的手段，因为拔除切牙将导致相当多的牙槽骨损失。将来用种植体替代时需要骨移植，这可能会影响修复效果。如果可能的话，应该将未萌出牙齿留在原位并随着时间的推移进行影像学监测，因为这将有助于保持牙槽骨厚度，直到患者停止生长时可以放置永久性修复体。在许多情况下，对相邻牙齿进行正畸治疗来为修复体开拓间隙是不可能的。在拥挤的情况下，手术去除受影响的切牙，关闭间隙和排齐侧切牙来代替中切牙是一种可能的中期临时解决方案。如果美观受影响，将来可以考虑用修复体替换侧切牙。

手术再植

在极少数情况下，如果出现严重的牙根弯曲或根部发育停止，且引导牙齿萌出不可行时，可以考虑手术拔除和再植受影响的上颌切牙。以最小的创伤去除未萌牙，并通过产生唇侧骨板的青枝骨折来扩张移植部位以定位切牙。牙冠被夹在邻牙间。4 个月后可尝试正畸牙移动[18]。

保　持

一旦切牙排齐，干预治疗就应该停止。佩戴活动保持器以维持排齐可能会有问题，由于乳牙会正常脱落且被恒牙列替代，矫治器的保持具有挑战性。粘接在牙齿唇面的简单固定保持器是理想的选择，因为它易于清洁，有助于防止垂直向的复发并允许正常的牙齿发育（图 7.14b）。这可以在 6~9 个月后轻松去除。

讨　论

在处理阻生的上颌中切牙时，必须独立考虑每个病例。临床医生必须准确地诊断问题并与外科同事沟通，以便计划可获得最佳结果的治疗方案。多学科团队合作可为患者检查，小组讨论和明确规划提供了理想的条件。凭借良好的患者依从性和手术技巧，大多数未萌的上颌中切牙都会成功萌出，形成具有理想美学的功能性咬合，从而对患者产生显著而长期的牙科和心理社会益处。

致谢　感谢我的同事 Cathy Bryant 所提供的专业的手术技能和团队合作。（Cathy Bryant 博士：伦敦国王学院医院的儿科口腔外科顾问和儿科牙科顾问）

参考文献

[1] Shaw WC, O'Brien KD, Richmond S, et al. Quality control in orthodontics: risk/benefit considerations. Br Dent J,1991,170:33–37.

[2] Seehra J, Fleming PS, Newton T, et al. Bullying in orthodontic patients and its relation ship to malocclusion, self-esteem and oral health-related quality of life. J Orthod,2011,38:247–256.

[3] Bartolo A, Camilleri A, Camilleri S. Unerupted incisors-characteristic features and associated anomalies. Eur J Orthod,2010,32:297–301.

[4] Yaqoob O, O'Neill J, Gregg T, et al. Management of unerupted maxillary incisors,2010. https://www. rcseng.ac.uk/fds/publications-clinicalguidelines/clinical_guidelines/documents/ManMaxIncisors2010.pdf. Accessed 22/03/16.

[5] Isaacson KG, Thom AR, Atack NE,et al. Orthodontic radiographs guidelines:4th ed. London: British Orthodontic Society,2015.

[6] European Commission. Cone beam CT for dental and maxillofacial radiology (Evidence based guidelines). Radiation Protection no. 172. Luxembourg: Publications office,2012. http://www. sedentexct.eu/files/ radiation_protection_172.pdf.

[7] Chaushu S, Zilberman Y, Becker A. Maxillary incisor impaction and its relationship to canine displacement. Am J Orthod Dentofacial Orthop,2003,124:144–150.

[8] Chaushu S, Becker T, Becker A. Impacted central incisors: factors affecting prognosis and treatment duration. Am J Orthod Dentofacial Orthop, 2015,147:355–362.

[9] DiBiase DD. The effects of variations in tooth morphology and position on eruption. Dent Pract Dent Rec,1971,22:95–108.

[10] Chaushu S, Brin I, Ben-Bassat Y, et al. Periodontal status following surgicalorthodontic alignment of impacted central incisors with an open-eruption technique. Eur J Orthod,2003,25:579–584.

[11] Becker A, Brin I, Ben-Bassat Y,. Closed eruption surgical technique for impacted maxillary incisors: a post-orthodontic periodontal evaluation. Am J Orthod Dentofacial Orthop,2002,122:9–14.

[12] Foster TD, Taylor GS. Characteristics of supernumerary teeth in the upper central incisor region. Dent Pract Dent Rec,1969,20:8–12.

[13] Katz RW. An analysis of compound and complex odontomas. J Dent Child,1989,56:445–449.

[14] Stewart DJ. Dilacerate unerupted maxillary central incisors. Br Dent J,1978,145:229–233.

[15] Kapila SD. Cone beam computed tomography in orthodontics. Indications, insights and innovations: Wiley-Blackwell, 2014.

[16] Becker A. Orthodontic treatment of impacted teeth:3rd ed. Oxford: Wiley-Blackwell,2012.

[17] McKeown HF, Sandler PJ. The two by four appliance: a versatile appliance. Dent Update,2001,28:496–500.

[18] Kokich VG, Mathews DP. Orthodontic and surgical management of impacted teeth. Chicago: Quintessence, 2014.

第 **8** 章

上颌腭侧异位恒尖牙的早期管理

Philip E. Benson, Nicola A. Parkin

● 摘　要

　　本章描述了当前有关腭侧异位尖牙（PDC）早期处理的证据。

　　要实施有效的干预治疗，必须了解正常的发育机制。笔者总结了有助于诊断 PDC 的关键论文，并对干预治疗的时机进行了一些探讨。为了使牙列有自行调整的时间，所有干预都应尽早进行，最佳时间是 10~13 岁。

　　目前支持拔除乳尖牙的理由通常源于一项被广泛引用的研究，然而此研究没有对照组，研究方法尚有缺陷，其中许多尖牙可能在没有干预的情况下萌出。从这项研究中所获得的知识很有限，但人们仍然对它产生了很大的兴趣，而在随后发表的许多研究中也探索了相同的概念。笔者将介绍上述研究以及可供选择的早期干预措施，如使用上颌扩弓装置、头帽和（或）固定矫治装置来创造间隙。但该领域大多数已发表的研究报告中存在细节不足或前后矛盾，因此需要进一步精心设计的临床试验。笔者研究现有文献后，发现水平向扇区似乎是恒尖牙是否需要外科手术辅助萌出的最佳预测因子。笔者所在团队制订了指南以帮助医生决定何时进行干预治疗。该指南基于目前临床实践中最常用的传统放射线照相术。

牙齿的正常发育与萌出

　　为了确定孩子是否有腭侧异位尖牙（PDC），需要知道在某一特定年龄，恒尖牙正常萌出时在临床上和影像上是怎样的。尽管就尖牙的倾斜方向、高度和邻牙间位置

P.E. Benson (✉) • N.A. Parkin
University of Shefield, Shefield, UK
e-mail: p.benson@shefield.ac.uk; nparkin@nhs.net

而言，实际年龄与生物年龄有相当大的差异，了解普通儿童尖牙的正常发育是很重要的。如果计划进行干预，早期发现萌出异常无疑十分关键。上颌恒尖牙牙冠在出生后4~5 个月开始钙化，6~7 岁时完全形成，并在 11~12 岁萌出[1]。尖牙有很长的萌出路径，在 5~15 岁这段时间移动约 22mm[2]。这可以解释为什么上颌尖牙是最常发生异位的牙齿。Ericson 和 Kurol 做了一项基于社区的大型抽样调查，其中共有 505 名年龄在8 岁至 12 岁的学龄儿童，跟踪超过 3 年，在 94 名中发现有 67 名双侧上颌恒尖牙均可透过颊侧黏膜被触及，在 10 岁儿童中占 71%[3]。在 11 岁儿童中这一比例增加到 95%（109 名儿童中有 104 名）（图 8.1）。

Coulter 和 Richardson[2] 研究了贝尔法斯特生长研究中 30 名儿童的纵向放射照相记录。受试者从 5 岁到 15 岁每年拍摄侧位片和后前位 X 线片，作者发现在 5~9 岁儿童上颌尖牙的侧向移动很小，移动主要是在腭侧方向。9 岁后尖牙向颊侧移动，在10~12 岁时移动量最大。这表明在尖牙开始向颊侧方向移动前，即 9 岁之前，对尖牙位置进行放射照相研究几乎没有什么结果。这一观察结果得到了 Ericson 和 Kurol 的证实，他们在对 3000 名学龄儿童的研究中发现，10 岁以前的检查并不能提供预测不利尖牙萌出路径的可靠依据[4]。Fernandez 及其同事研究了上颌尖牙在全景片上的倾斜度并得出结论：在 9 岁之前，尖牙逐渐近中倾斜，9 岁后逐渐直立；但他们也发现了相当大的个体差异并指出："在给定年龄预测尖牙萌出倾向的能力是有限的。"

牙齿发育与萌出过程中的干扰因素

在 7 岁、10 岁和 13 岁的瑞典儿童大型社区样本中，上颌尖牙异位的患病率为2.2%（5459 例中有 123 例）[5]。在一个较小的学校样本中，Ericson 和 Kurol 发现505 例儿童中有 41 例（8%）有上颌尖牙异位的临床指征，需要进行射线照相检查，在 X 线检查中发现有 1.7% 的尖牙在其萌出路径中受到干扰[3]。在 3000 例 10~15 岁学龄儿童的较大样本中，201 例（7%）有临床指征显示有异位尖牙[4]，经过 X 线检查，

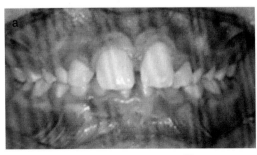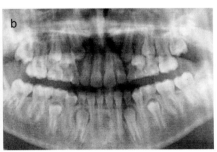

图 8.1　a. 根据 Ericson 和 Kurol 的研究[3]，71% 的 10 岁儿童和 95% 的 11 岁儿童的上颌尖牙可透过颊黏膜被触及。b.9 岁儿童正常发育牙列的放射照片

84 例儿童（2.8%）的 93 颗尖牙被诊断为异位尖牙，其中 69 颗（74%）尖牙为腭侧异位。

McSherry 和 Richardson 再次使用贝尔法斯特纵向生长研究的记录得出结论，PDC 与正常萌出的尖牙不同，在 10~12 岁尖牙从未向颊侧移动，而总是向腭侧移动[6]。异位和非异位的上颌尖牙之间腭侧移动量的年差异在 5~9 岁为 1.0~2.2mm，在 9 岁之后为 1.3~3.0mm。

文献中有很多关于 PDC 是否是由于牙齿萌出时局部环境紊乱引起的推测，如侧切牙是否存在过小或发育性缺失（主导理论）或是否患遗传病[7-8]。无论原因为何，PDC 都可以导致相邻牙齿的吸收（图 8.2），特别是在牙囊增大的女性中[9]，未萌的牙齿偶尔会出现囊肿[10]。

上颌恒尖牙腭侧异位的诊断

临床表现

Ericson 和 Kurol 概述了三个临床特征，表明放射照相检查对于确定未萌出恒尖牙的位置是必要的[11]：

- 触诊不对称或左侧和右侧尖牙的萌出明显不同。
- 尖牙无法在正常位置触及，且咬合发育得很好。
- 侧切牙迟萌或表现出明显的颊侧移位或唇倾（图 8.3）。

影像学特征

Ericson 和 Kurol 接着概述了一种使用三个标准评估上颌尖牙异位的方法[12]：

- 尖牙牙冠的内侧位置分为五个部分（图 8.4）。

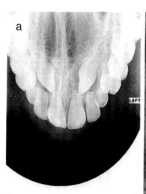 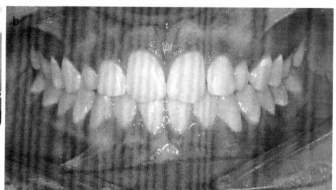

图 8.2 a. 一名 14 岁女孩的标准上颌咬合 X 线片，其中侧切牙和中切牙被吸收。b. 没有任何切牙吸收、变色或移动的临床症状

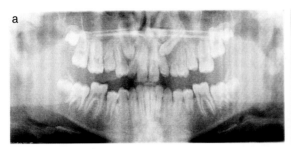
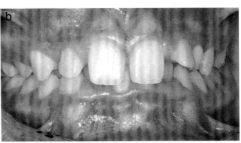

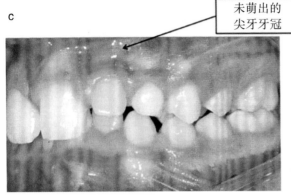

未萌出的
尖牙牙冠

图8.3　a.全景片示左上尖牙与左上侧切牙根部重叠，中切牙牙根发育完全。b、c.侧切牙的角度表明尖牙为颊侧位

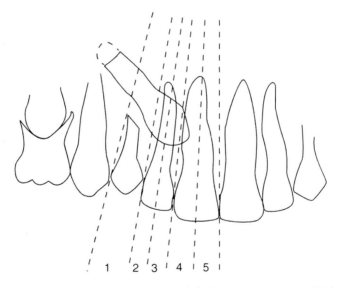

1 2 3 4 5

图8.4　未萌上颌恒尖牙的水平位置分类（获得 Ericson 和 Kurol 的授权 [12]）

译者注：根据 Ericson 和 Kurol 提出的放射线片评估方法 [12]，将恒尖牙牙冠可能所处的位置划分为5个水平向的扇形区域（图8.4）。笔者认为恒尖牙在水平向扇区中的位置决定其萌出路径，是判断恒尖牙是否需要干预的最佳预测指标

- 尖牙的长轴与中切牙之间绘制的垂直线的角度（图 8.5）。
- 尖牙牙尖与咬合面间的垂直距离（图 8.5）。

Lindauer 及其同事[13]对全景片进行回顾性研究得出的结论是，在 9 岁时，92% 的非 PDC 牙齿位于水平扇区 1。到 12 岁时，如果上颌尖牙处于扇形区域 1，那么最终被诊断为异位的比例为 12%，但如果在区域 2，则该比例为 83%，如果在区域 3 和区域 4，最终诊断为异位的比例为 100%；但此区域样本量很小（28 例有 PDC，28 例无 PDC）。

Warford 及其同事在一项正畸实践中检查了患有或未患有 PDC 的患者的曲面断层 X 线片，他们认为相比角度而言，水平扇区是尖牙位置的一个更好的预测因子[14]。如果牙齿在第 1 区，最终确诊为上颌尖牙异位的概率为 0.05，第 2 区为 0.53，第 3 区为 0.80，第 4 区为 0.99。然而该研究中每个区域的纳入牙齿数量非常少，并且没有可信区间。

Fernandez 及其同事观察到，在确定恒尖牙是否异位时，侧切牙牙根发育的程度也很重要[15]。他们发现，当侧切牙的牙根未发育完全时，通常全景片上可见尖牙和相邻侧切牙部分重叠。在过去十年发表的一些试验中这一重要发现被忽略了，导致一些读者怀疑当时样本中的所有尖牙是否真的异位。

一些作者提出，X 线片可用于预测 10 岁之前的上颌尖牙异位。Sambataro 及其同事使用了 8 岁时拍摄的 PA 射线照片，但他们预测 PDC 的公式是基于仅有 12 例 PDC 患者的 X 线片[16]。作者指出，其中有两例儿童被错误诊断，但没有说明这些儿童是患有 PDC 而未被诊断出（假阴性），还是没有 PDC 的儿童被错误地诊断为 PDC（假

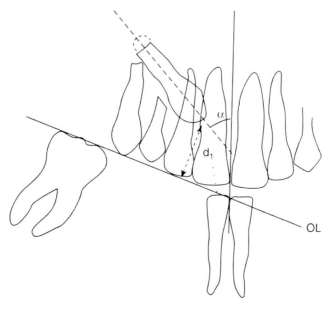

图 8.5 测量上颌恒尖牙角度和垂直位置的方法（获得 Ericson 和 Kurol 的授权[12]）

阳性），通常后者更令人担忧。 Sajnani 和 King 使用 8 岁时拍摄的全景片测量结果，但这仅仅是基于 14 例年龄小于 9 岁的患者进行随访 X 线片[17]。该研究包括颊侧和腭侧异位的尖牙，并且不清楚会产生多少误报（以及因此不必要的干预）。其余学者质疑是否可以在 10 岁之前诊断出异位的上颌尖牙[11,18]。

早期干预

在建立恒牙列之后对 PDC 的治疗过程通常为在全身麻醉下对患儿实行外科手术，暴露异位的一颗或多颗牙齿。接下来是长期的正畸治疗过程，将牙齿或牙列拉到正确的位置[19-21]。为了尽量避免这种可能费时且昂贵的治疗，已经有几种旨在校正 PDC 萌出方向的干预措施被提出。

乳尖牙的拔除

1936 年 Buchner 报道了一例临床医生怀疑恒尖牙异位而拔除乳尖牙的病例报告[22]。拔除乳尖牙作为干预措施的理由通常源于由 Ericson 和 Kurol[12] 报道的一项没有对照组的队列研究，这可能是被引用最多的正畸文献之一。Ericson 和 Kurol 发表了 35 例年龄在 10~13 岁的儿童的系列病例报告。他们文章中的所有患儿都拔除了乳尖牙，而没有未经治疗的对照组，所以我们应该谨慎解读数据。在去除患者 46 颗（83%）疑似腭侧异位恒尖牙对应的其中 38 颗乳尖牙后，恒尖牙成功萌出。这看起来令人信服；然而经过对数据的仔细研究，13 颗未萌的尖牙属于第 1 区，可以视为正常位置，异位风险低。在第 2 区确诊的 11 颗牙齿中，10 颗牙齿正常萌出；然而 Ericson 和 Kurol 没有说明这些患儿中有多少人在 X 线片上有发育完全的侧切牙根（见文献[15]）。异位更严重的尖牙萌出成功率为 22 颗牙齿中的 14 颗（64%）；然而目前尚不清楚异位更严重的尖牙有多少是在第 4 区，因为作者将第 3 和第 4 区的个数合并在一起（最严重异位的区域 5 中无）。

Power 还发表了 39 例 9.3~14.5 岁患者的系列病例，其中有 47 个被诊断为 PDC[23]。患儿均使用拔除乳尖牙的治疗方式，没有未治疗的对照组。在 47 颗经过治疗的恒尖牙中，有 8 颗尖牙和相邻的切牙（第 1 区）之间没有水平重叠，许多人认为这是正常的发育位置。47 颗尖牙中的 16 颗与侧切牙有一些重叠，但作者同样没有描述这些患者侧切牙牙根的发育情况，因此尚不清楚这些牙齿中有多少可能是异位的。作者得出结论，恒尖牙水平移位越多，拔除乳尖牙后恒尖牙萌出的成功率越低。在与相邻的切牙重叠超过一半（第 3 区）的 9 颗尖牙中，只有 4 颗在没有外科手术干预的情况下萌出，占 44%；当未萌出的恒尖牙进一步靠近中线（第 4 或第 5 区）时，其萌出概率更低（8 颗牙齿中有 1 颗萌出，占 13%）。

Leonardi 及其同事 [24] 首次报道了该干预的前瞻性临床试验，包括未经治疗的对照组。他们比较了未经治疗的恒尖牙成功萌出（定义为"需要尖牙在牙列最终排齐时可以进行托槽定位"）的对照组患者和经历了两种治疗的受试者（仅拔除乳尖牙和拔除乳尖牙后配合使用颈牵引头帽）。他们的结论是，在拔除乳尖牙（50%）和未治疗对照组（未报告成功率）的受试者之间尖牙萌出的成功率相似；然而，这个干预组只有 11 例患儿，3 例失访或退出。拔除乳尖牙后配合使用颈牵引头帽时恒尖牙萌出的成功率为 80%，这一组的样本量远大于其他干预组，有 21 例患儿。所有组别都包含被判定为第 1 区（无异位）的尖牙，目前尚不清楚水平位移如何影响萌出成功率。令人遗憾的是，两次系统评价 [21,25] 中概述的试验报告中存在诸多混乱和不一，并且所有从作者那里获得进一步澄清的尝试都失败了。

Baccetti 及其同事发表了一项纳入更多受试者的研究，其与 Leonardi 及其同事的干预措施相同 [26]。有趣的是，该文章的引言指出，目前"没有文献"报道过使用随机、前瞻性研究设计纳入未治疗的对照和这一领域"统计上数量合适的"受试者，尽管其中三位作者是 Leonardi 等人发表文章的共同作者。

Baccetti 及其同事发现在没有干预的情况下，恒尖牙萌出的成功率为 36%，而仅拔除乳尖牙时为 66%。随着拔除乳尖牙后颈牵引头帽的使用，恒尖牙萌出成功率上升至 88%。笔者及其团队同样发现了研究报告中的严重缺陷，包括评估员是否掩盖结果，是否有校准倾斜程度、距咬合面的距离和异位尖牙与中线位置的预处理，以及在对照组和试验组中成功萌出牙齿的数据缺失 [21]。此外，样本还包括一些"牙龄大于 8 岁"的患儿，这些患儿比许多临床医生认为可能确定恒尖牙异位的年龄更小 [11,18]。最重要的是，作者没有根据最初的水平位置（扇区）报告成功率，并且所有从作者那里获得更多数据的尝试都失败了。

Bonetti 及其同事提出在疑有 PDC 的患儿中拔除乳尖牙和第一乳磨牙的设想 [27-28]。在第一篇文章中，他们发表了一项涉及年龄在 9~12 岁 7 个月之间的 60 例患儿的临床试验结果。疑似上颌恒尖牙腭侧异位的受试者被随机分配至仅拔除乳尖牙与拔除乳尖牙和第一乳磨牙的两组中。他们将成功的结果定义为"在不需手术暴露的情况下，PMCs 在 48 个月内完全萌出至牙弓中"。然而文章中没有关于受试者恒尖牙萌出成功率的数据，只说明恒尖牙的位置有所改善。

在第二篇文章（该文章未引用第一篇文章）中，Bonetti 及其同事发表了相同干预措施的结果，但这次研究纳入了 40 例患儿，年龄上限也是 13 岁，报告中较低的年龄限制为 8 岁。如前所述，许多临床医生认为因为患儿年龄太小，自己无法确定地预测尖牙是否腭侧异位。受试者被随机分配到上一份报告中概述的两种干预措施的两组之一，而后根据 Leonardi 及其同事的标准判断尖牙是否成功萌出。样本量（在第一篇文章中没有证明）是根据未经治疗的尖牙角度的改善程度计算的，并且使用的是牙齿的数量而不是受试者的数量。这里没有考虑到同一个体内多颗牙齿的潜在聚集效应[29]。作者报告当仅拔除乳尖牙时，28 颗恒尖牙中有 22 颗（79%）成功萌出，当同时拔除乳尖牙和第一乳磨牙时，37 颗尖牙中有 36 颗（97%）成功萌出。目前一些研究已将最初的水平位置（扇区）作为成功结果的重要标准，然而此文没有基于最初的水平位移的成功率数据。

Bazargani 及其同事进行了一项随机试验，纳入双侧处于第 2~5 水平扇区 PDC 的 10~14 岁患儿[30]。样本量基于 18 个月观察期间尖牙的角度改善程度。他们纳入了 24 例患儿，并给每个受试者中随机分配了一个象限以拔除乳尖牙，并用对侧未经治疗的象限作为对照。报告中拔除乳尖牙的一侧恒尖牙成功萌出的比例为 67%（16/24），对照侧则为 42%（10/24）。作者得出结论，与年龄在 12~14 岁的受试者相比，对年龄在 10~11 岁相对年轻的受试者的干预更为成功。但是文中没有关于每组中受试者数量和牙齿萌出成功率（干预的最终目的）的详细信息。作者还注意到，当初始的尖牙更接近正常水平位置时，干预更成功。19 颗尖牙中有 15 颗在 18 个月内出现了水平位置的改善，而它们最初位于第 2 或第 3 区域（19 颗牙齿中有 2 颗牙齿没有变化，2 颗牙齿移位到较差位置）。相比之下，最初在第 4 和第 5 区的 5 颗尖牙中只有一颗牙齿的水平位置有所改善（两颗牙齿没有变化，两颗牙齿位置变差）。然而，纳入的牙齿数量（更不用说受试者）显然非常少。此外，作者没有说明在无外科手术干预的情况下水平位置改善的牙齿的萌出成功率。有趣的是，作者观察到所有受试者都没有因为拔除乳尖牙而发生中线偏移。

Naoumova 及其同事进行了一项随机对照试验，纳入 67 例患有单侧或双侧 PDCs 的患儿[31]。受试者年龄为 10~13 岁，随机分为干预组（拔除一颗或两颗乳尖牙）和未治疗的对照组。虽然该研究发表的主要结果是在 24 个月的观察期内的尖牙萌出的成功率，但如果对照组中在 12 个月时尖牙没有顺利移动，则拔除乳尖牙。此外，无论受试者被分配到哪个组，如果在 12 个月时拍摄的射线照片上尖牙的位置没有改善迹象，则进行手术暴露。本文样本量也是根据尖牙的角度改善程度来估计，但这是次要结果而不是主要结果。尽管存在这些不合逻辑的地方，该研究确实显示了两组之间尖牙萌出成功率的明显差异（拔除组为 69%，未治疗组为 39%）。对照组中有 27 颗尖牙需要手术暴露，而拔除组中只有 14 颗。对照组的平均萌出时间略长（对照组 18.3 个月，标准差为 5.8，拔除组 15.6 个月，标准差为 5.6）。但年龄较小（10~11 岁）与较大（12~13 岁）的受试者尖牙的萌出时间之间没有差异。未经治疗的尖牙异位的严重程度是通过锥形束计算机断层扫描（CBCT）而不是普通胶片评估的，因此朝向中线的水平位移以毫米而不是扇区表示。在第二版中，作者确实发现从尖牙牙尖到中线的距离对尖牙异位有非常好的诊断价值，可以用作PDC是否会自发萌出的预后指标[32]。他们得出结论：当尖牙牙尖距中线 11mm 时，自发萌出的概率很高；而牙尖距离中线 ≤ 6mm 的尖牙可能需要手术暴露，即使在拔除乳尖牙后也是如此。

临床医生尚不能确定上颌尖牙腭侧异位时拔除乳尖牙的有效性，但现在有许多已发表的研究已经检验了。几乎所有研究都存在研究设计不规范和报告不合逻辑的情况，但他们均认为拔除乳尖牙是一种有效的方法，可以提高腭侧异位上颌恒尖牙在无须手术干预的情况下萌出的概率。然而，该干预可能导致不可预测的结果（图 8.6），且没有一项研究提供了有关在什么年龄或恒尖牙在什么水平位置时干预可能最有效的充足信息。这些都将是未来的研究方向。

创造间隙

有些学者主张在尖牙可能异位时创造间隙。可以通过使用快速扩弓（RME）、头帽前后向扩张或固定正畸矫治器来实现上颌牙弓的横向扩张。

以下是一个 10.1 岁儿童的病例。他有骨性的横向上颌骨缺损和牙列拥挤，右上尖牙在牙弓外并且偏向左侧。使用 Haas 型上颌扩弓装置进行上颌扩弓，同时使用固定矫治器创造间隙，结果两颗尖牙在理想位置自发萌出。

上颌快速扩弓（RME，图 8.7）

Baccetti 及其同事发表了一项临床试验结果，旨在研究上颌快速扩弓对上颌尖牙萌出模式的影响[33]。该研究基于从意大利的两个中心提供的 60 例平均年龄分别

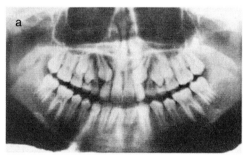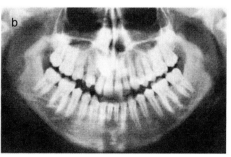

图 8.6 a. 一名 11 岁女孩的全景片，上颌尖牙与上颌侧切牙重叠，后者牙根发育完全。左上尖牙比右上尖牙更靠近中线。两个上颌乳尖牙都被拔除。b.18 个月后同一患者的随访 X 线片。左侧上颌尖牙已经萌出，但是右侧上颌尖牙（在第一张 X 线片上处于更有利的位置）继续向内侧移动并且最终通过手术暴露（右侧上颌第一乳磨牙的残冠可能没有起作用）

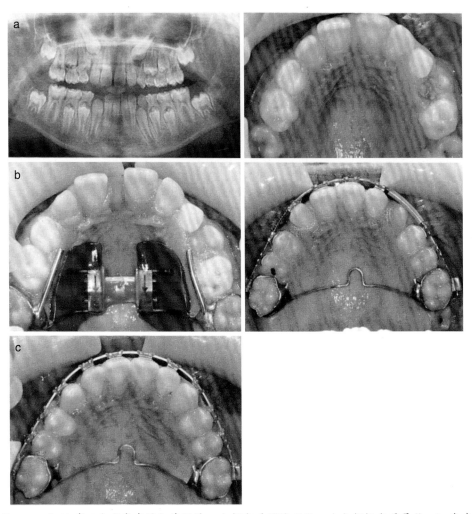

图 8.7 a. 一名 10 岁 5 个月患者的初诊记录，上颌尖牙间隙不足，右上颌恒尖牙异位。b. 患者最初接受 RME 治疗，上颌扩弓创造间隙。扩弓完成后 7 个月左侧尖牙自发萌出。c. 扩弓后 25 个月。用固定矫治器治疗 20 个月后右侧尖牙萌出。无须手术暴露

为 7.6 岁和 9.6 岁的儿童经后前位 X 线片被明确诊断为腭侧异位尖牙的数据，使用 Sambataro 及其同事描述的数学方法进行研究。如前所述，这种方法仅基于 12 例患者的 X 线片 [16]。作者称受试者被随机分配到接受干预（RME）或未经治疗的对照两组，但与 CONSORT 指南相悖的是，无论是随机化方法还是分配隐藏方法都无法解释两组间数字的不均等（干预组 35 例，对照组 25 例）。作者称本研究的受试者未表现出横向上颌骨缺损，但证据表明有牙槽嵴水平吸收。扩弓持续到上颌后牙的腭尖与下颌后牙的颊尖接触。文中没有提到如何进行样本量计算。在平均观察 4.4 年后，对受试者在早期恒牙期进行重新评估，此时平均年龄为 13.1 岁（标准差 6.8 个月），干预组的 32 例受试者中有 21 例尖牙顺利萌出（66%），但对照组中 22 例

受试者中只有 3 例顺利萌出（14%）。对比 CONSORT 指南的要求，该试验报告存在许多不足之处。然而许多人会认为此试验主要的局限在于作者认为的可以诊断出 PDC 的早期年龄是否可信。尽管存在这些局限，对照组中尖牙未能萌出的比例还是令人惊讶的。

在由之前一篇文章的一些作者撰写的另一篇文章中，他们报道了对在意大利招募的 120 例年龄在 9.5~13 岁儿童的调查结果 [34]。虽然研究设计被描述为"随机，前瞻性和纵向"的，但招募期非常长（1991–2009），并且作者解释说："大学诊所的正畸患者在接受正畸治疗或监测时会被标注序列号是标准做法。"这一点以及 CONSORT 指南列表中遗漏的众多细节，表明该样本是纵向队列。文中没有关于随机化和分配隐藏方法的描述，没有关于主要或次要结果以及何时进行评估的细节，样本量计算也不完整。没有流程图，没有迹象表明结果评估员评估时对于样本分配是不知道的，且退出和失访的数量很少。三个干预组包括：①快速扩弓（RME）后放置横腭杆（TPA）和拔除乳尖牙；②放置 TPA 和拔除乳尖牙；③仅拔除乳尖牙。将来自三个干预组的数据与来自未治疗对照组的儿童的数据进行比较。每组中的样本数量以及观察期的长度不同，且确诊患有双侧异位尖牙的比例很高（干预组 88 个中的 58 个，占 66%）。作者报告说，RME 组 40 例患儿中有 32 例（80%）恒尖牙成功萌出，这与放置 TPA 和拔除乳尖牙组没有差异（24 个患者中有 19 例患者治疗成功，成功率 79%）。24 例仅拔除乳尖牙的患儿中有 15 例（63%）恒尖牙成功萌出，而未经治疗的对照组中 29 例有 8 例（28%）患儿恒尖牙成功萌出。作者提供了有用数据，表明萌出成功率与恒尖牙的初始水平位置有关。当尖牙最初定位于第 1 区（与侧切牙无重叠）时，14 例患儿中有 13 例（93%）尖牙成功萌出，而当尖牙定位于第 4 区时，7 例中有 2 例（29%）尖牙成功萌出（没有一个与中切牙长轴的一半以上重叠，第 5 区中无）。

来自同一课题组的最后一篇文章将一个干预组（RME，放置 TPA 和拔除乳尖牙）与未治疗的对照组进行了比较，包括在意大利和美国接受治疗的年轻人 [35]。该研究仅被描述为前瞻性，并且文章中没有提及随机分配。治疗组观察期的平均长度为 3 年 7 个月，对照组为 3 年 1 个月。治疗组尖牙萌出的成功率为 80%（31/39），未治疗组为 28%（8/29）。作者再次提供了有用数据，说明萌出成功率与未经治疗的恒尖牙的初始水平位置有关。尖牙在第 1 区的 5 例儿童中有 5 例（100%）尖牙成功萌出，与第 4 区 3 例中有 1 例（33%）相比有较为理想的结果。大多数尖牙最初被诊断为在第 2 区（21 例中有 19 例成功萌出，占 90%）或 3 区（10 例中有 6 例成功萌出，占 60%）。在对照组中，所有成功萌出都是最初被诊断在第 1 区（8 例中有 6 例成功萌出，占 75%）或第 2 区（14 例中有 2 例成功萌出，占 14%）的尖牙。

头　帽

Silvola 及其同事对颈牵引头帽治疗对儿童上颌尖牙萌出的影响进行了调查研究，患儿平均年龄为 7.6 岁（标准差 0.3）[36]。本文中简单描述了纳入标准：中度拥挤和 II 类倾向，且任何临床或放射学检查都不能明确诊断为 PDC。受试者被随机分配到头帽组或未经治疗的对照组，尽管他们称对照组接受了"所有必要的干预"。最终检查是在 8 年后进行的，而本文中提供的数据是针对招募后一年或两年尖牙的角度变化。作者报告了尖牙的水平放置，但所有尖牙都在第 3、第 4 或 5 区，没有在第 1 和第 2 区的。他们确认对照组和头帽组之间任何一颗尖牙的水平位置没有差异。然而儿童只有大约 9.5 岁，这个领域的许多临床医生和研究人员会认为此时诊断上颌恒尖牙异位还为时过早。

Armi 及其同事（来自前几篇文章中的意大利课题组）对两个干预组（颈牵引头帽组和 RME 配合颈牵引头帽组）与未经治疗的对照组进行了比较[37]。这次研究的确切设计也不甚清楚。标题表明分配是随机的，而方法中最初提到该研究是前瞻性的，但后来受试者被随机分配了，然而这几乎不符合 CONSORT 指南的要求。作者报告 RME 配合头帽组的成功率（托槽可以定位最终弓形时所需要的区域为完全萌出）为 86%，而仅使用头帽组为 82%。本文中几乎没有提到更多细节（除了上颌磨牙的近中移动），也没有提到未经治疗的对照组中恒尖牙萌出的成功率。

固定正畸矫治器

Olive 主张给被诊断疑似 PDC 的患者拔除乳尖牙，然后创造比未经治疗的恒尖牙的宽度多 1cm 的间隙[38,39]。如图 8.8 所示，患者可以通过固定矫治器和（或）上颌快速扩弓来创建间隙，但要接受可能出现的覆盖变大及上颌中线偏斜。在第一篇文章中，Olive 总结了 28 例年龄是 11.4~16.1 岁，被诊断患有 PDC 并且仅用正畸矫治器治疗的儿童的试验结果。经治疗前诊断，所有患者的尖牙均在第 2~4 区，Olive 表示第 2 区和第 3 区（28 例患者中的 19 例）已经经过了连续治疗（尽管目前尚不清楚是连续开始还是连续结束）。在开始有效的正畸治疗之前，15 例患者在 6~42 个月（平均 15 个月）内拔除了乳尖牙，并且在剩余的 13 例患者中，在开始有效的正畸治疗的 4 个月内拔除了乳尖牙。在这个样本中，28 例患者中有 8 例需要手术暴露尖牙，尖牙萌出成功率为 71%。尖牙最初的水平位置是后期成功萌出的一个强有力的预测因素，尖牙在第 2 区的 11 例受试者中只有 1 例（9%）需要手术暴露尖牙，尖牙在第 3 区的 12 例受试者中有 2 例需要（17%），而尖牙在第 4 区的 8 个受试者中有 5 例需要（63%）。尖牙成功萌出的受试者的治疗时间为 2~27 个月。Olive 表示这种方法可用于 16 岁以下尖牙在 1,2,3 区的年轻人，而尖牙异位在第 4 区的年轻人应在

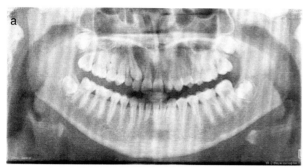
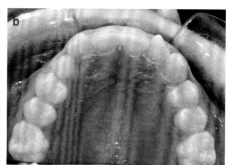
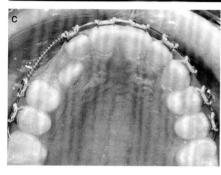

图 8.8　一例右侧上颌尖牙阻生的 11 岁青少年。使用上颌固定矫治器创造 1cm 的间隙，5 个月后恒尖牙开始萌出。总治疗时间 14 个月，无须外科手术

13 岁之前开始接受治疗。本文总结，如果固定矫治器治疗 9 个月后尖牙仍没有萌出，则应进行手术暴露。在后续文章[39] 中，Olive 也证实了横向阻生越严重，尖牙萌出所需的时间越长。然而来自两篇文章的样本很有可能都是经过筛选的，因此很难得出明确的结论。

对研究的意义

已发表的早期干预以纠正 PDC 的位置的研究调查通常缺乏细节或不合逻辑。声称使用随机分配的研究者中没有能完全符合 CONSORT 指南[40]。先前有两篇总结了拔除乳尖牙证据的系统评价中提到了这一点[21,25]。恰当的设计和报告研究对于今后的研究人员是至关重要的。笔者对当前文献进行了总结，并提出以下有关该领域进一步研究的建议：

●纳入标准应包括合适年龄段的儿童，在此阶段临床医生可以合理地对上颌恒尖牙腭侧异位进行明确诊断。根据牙齿发育的阶段，笔者建议年龄下限为 10 岁，上限为 13 或 14 岁。

●具有单侧和双侧 PDC 的年轻人可以参加试验；然而，双侧上颌恒尖牙腭侧异位的参与者应根据人而不是异位尖牙数进行分配，双侧应接受相同的治疗（或不接受治疗）。样本量应根据参与者数量估算，而不是根据异位的尖牙数量来估算。

●应对于何时考虑上颌恒尖牙腭侧异位给出明确和规范的定义。前面阐述的

Ericson 和 Kurol 的工作对此具有指导意义 [11-12]。一些作者使用了角度作为指标，但是笔者认为，对比近中水平位置（扇区）而言它并不是一个明确的异位指标。

- Bazargani 等人的排除标准基本合理：患者有既往正畸史或正接受正畸治疗；上侧切牙发育不全或过小牙；上颌牙列中重度拥挤（> 3 mm）和颅颌面综合征、牙瘤、囊肿、唇裂或腭裂 [30]。

- 所有试验所需的样本量应根据临床相关的初步结果进行估算。标准应该是恒尖牙是否充分萌出且可以放置托槽，而不需要任何手术手段暴露。而这肯定是干预的目的。如果尖牙的位置有所改善但患者仍需要接受手术以进行暴露，那么作者认为干预措施未能显示任何临床有效性。临床相关结果应该是干预组（或因子研究设计中的干预）与未经治疗的对照组之间恒尖牙萌出成功率的差异。

- 应使用合理预设的随访期（18 个月至 2 年，除非患者处于理想年龄范围的最大年龄）。

- 文献中有证据表明，干预措施的成功率取决于恒尖牙的初始水平位置，即恒尖牙在开始时越向近中，干预就越难成功。研究者应充分描述恒尖牙的初始水平位置（扇区）并报告每个初始区域尖牙萌出的成功率。此外应考虑根据初始水平区域对随机化分配的参与者进行分层，以确保每个干预组具有相同数量的严重异位的尖牙。

临床实践中的意义

考虑到目前文献中的研究结果，笔者建议采用以下指南，使用常规放射检查对牙龄在 10~13 岁儿童的未萌上颌恒尖牙进行管理：

第 1 区中尖牙与中线的夹角小于 21°（图 8.9 绿色部分）。

在这一区域的尖牙异位的可能性很小，无须特别关注。只要有间隙，它们一般会时按时萌出。

第 2 和第 3 区中尖牙与中线的夹角小于 21°（图 8.9 黄色部分）。

应考虑采取干预措施，比如创造间隙或拔除乳尖牙（或两者均用）。虽然这种治疗的结果尚存在争议，但如果乳尖牙牙根已经吸收并且患者能接受，采取这一措施几乎并没有损失。

第 4 和第 5 区的尖牙（图 8.9 红色部分）。

这些区域的尖牙需要手术暴露后牵引。因此当恒尖牙萌出异常时，拔除乳尖牙或使不适合戴固定矫治器的患者冒风险不利的。最好让患者保留乳尖牙而不是留有一个

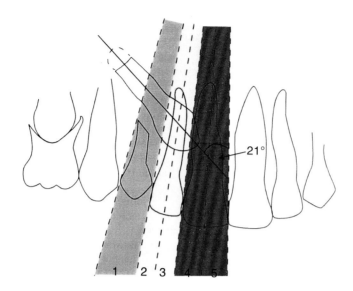

图 8.9 Ericson 和 Kurol[12] 对未萌上颌恒尖牙的水平位置的分类。不同颜色区域的含义：绿色区域的未萌尖牙异位的可能性很小，无须特别关注；黄色区域的尖牙经干预治疗后很可能会萌出，应考虑干预。红色区域的尖牙通过干预仍不太可能会萌出

不美观的间隙。在这些情况下，恒尖牙大量移位，乳尖牙牙根通常具有可接受的长度且具有良好的中长期预后。

参考文献

[1] Berkovitz BKB, Holland GR, Moxham BJ. Oral anatomy, histology and embryology. 4th ed. Edinburgh: Mosby Elsevier,2009.

[2] Coulter J, Richardson A. Normal eruption of the maxillary canine quantified in three dimensions. Eur J Orthod, 1997,19(2):171–183.

[3] Ericson S, Kurol J. Longitudinal study and analysis of clinical supervision of maxillary canine eruption. Community Dent Oral Epidemiol, 1986a,14(3):172–176.

[4] Ericson S, Kurol J. Radiographic examination of ectopically erupting maxillary canines. Am J Orthod Dentofac Orthop, 1987,91(6):483–492.

[5] Thilander B, Myrberg N. The prevalence of malocclusion in Swedish schoolchildren. Scand J Dent Res, 1973,81(1):12–21.

[6] McSherry P, Richardson A. Ectopic eruption of the maxillary canine quantified in three dimensions on cephalometric radiographs between the ages of 5 and 15 years. Eur J Orthod,1999,21(1):41–48.

[7] Becker A, Chaushu S. Etiology of maxillary canine impaction: a review. Am J Orthod Dentofac Orthop, 2015,148(4):557–567. doi:10.1016/j.ajodo.2015.06.013.

[8] Rutledge MS, Hartsfield JK. Genetic factors in the etiology of palatally displaced canines. Semin Orthod, 2010, 16(3):165–171.

[9] Chaushu S, Kaczor-Urbanowicz K, Zadurska M,et al. Predisposing factors for severe incisor root resorption associated with impacted maxillary canines. Am J Orthod Dentofac Orthop,2015,147(1):52–60. doi:

10.1016/j.ajodo.2014.09.012.

[10] Shetty R, Sandler PJ. Keeping your eye on the ball. Dent Update, 2004,31(7):398–402.

[11] Ericson S, Kurol J. Radiographic assessment of maxillary canine eruption in children with clinical signs of eruption disturbance. Eur J Orthod,1986b,8(3):133–140.

[12] Ericson S, Kurol J. Early treatment of palatally erupting maxillary canines by extraction of the primary canines. Eur J Orthod, 1988,10(4):283–295.

[13] Lindauer SJ, Rubenstein LK, Hang WM, et al. Canine impaction identified early with panoramic radiographs. J Am Dent Assoc,1992,123(3):91–92. 95–97

[14] Warford JH Jr, Grandhi RK, Tira DE. Prediction of maxillary canine impaction using sectors and angular measurement. Am J Orthod Dentofac Orthop,2003,124(6):651–655. doi:10.1016/S0889540603006218.

[15] Fernandez E, Bravo LA, Canteras M. Eruption of the permanent upper canine: a radiologic study. Am J Orthod Dentofac Orthop,1998,113(4):414–420.

[16] Sambataro S, Baccetti T, Franchi L, et al. Early predictive variables for upper canine impaction as derived from posteroanterior cephalograms. Angle Orthod,2005,75(1):28–34. doi:10.1043/0003-3219(2005)0752.0.CO;2.

[17] Sajnani AK, King NM. Early prediction of maxillary canine impaction from panoramic radiographs. Am J Orthod Dentofac Orthop,2012,142(1):45–51. doi:10.1016/j.ajodo.2012.02.021.

[18] Peck S . Problematic sample in the study of interception of palatally displaced canines. Am J Orthod Dentofac Orthop,2011,140(1):2–3; author reply 3–4. doi:10.1016/j.ajodo.2011.05.004

[19] Bazargani F, Magnuson A, Dolati A, et al. Palatally displaced maxillary canines: factors influencing duration and cost of treatment. Eur J Orthod,2013,35(3):310–316. doi:10.1093/ejo/cjr143.

[20] Iramaneerat S, Cunningham SJ, Horrocks EN. The effect of two alternative methods of canine exposure upon subsequent duration of orthodontic treatment. Int J Paediatr Dent,1998,8(2):123–129.

[21] Parkin N, Furness S, Shah A,et al. Extraction of primary (baby) teeth for unerupted palatally displaced permanent canine teeth in children. Cochrane Database Syst Rev ,2012,12:CD004621. doi:10.1002/14651858. CD004621.pub3

[22] Buchner HJ. Root resorption caused by ectopic eruption of maxillary cuspid. Int J Orthod, 1936,22:1236–1237.

[23] Power SM, Short MB. An investigation into the response of palatally displaced canines to the removal of deciduous canines and an assessment of factors contributing to favourable eruption. Br J Orthod, 1993, 20(3):215–223.

[24] Leonardi M, Armi P, Franchi L,et al. Two interceptive approaches to palatally displaced canines: a prospective longitudinal study. Angle Orthod,2004,74(5):581–586. doi:10.1043/0003-3219(2004) 0742.0.CO;2.

[25] Naoumova J, Kurol J, Kjellberg H. A systematic review of the interceptive treatment of palatally displaced maxillary canines. Eur J Orthod,2011,33(2):143–149. doi:10.1093/ejo/cjq045.

[26] Baccetti T, Leonardi M, Armi P. A randomized clinical study of two interceptive approaches to palatally displaced canines. Eur J Orthod, 2008,30:381–385.

[27] Bonetti GA, Parenti SI, Zanarini M, et al. Double vs single primary teeth extraction approach as prevention of permanent maxillary canines ectopic eruption. Pediatr Dent,2010,32(5):407–412.

[28] Bonetti GA, Zanarini M, Parenti SI, et al. Preventive treatment of ectopically erupting maxillary permanent canines by extraction of deciduous canines and first molars: a randomized clinical trial. Am J Orthod Dentofac Orthop, 2011,139(3):316–323. doi:10.1016/j. ajodo.2009.03.051.

[29] Koletsi D, Pandis N, Polychronopoulou A, et al. Does published orthodontic research account for clustering effects during statistical data analysis? Eur J Orthod,2012,34(3):287–292. doi:10.1093/ejo/ cjr122.

[30] Bazargani F, Magnuson A, Lennartsson B. Effect of interceptive extraction of deciduous canine on palatally

displaced maxillary canine: a prospective randomized controlled study. Angle Orthod,2014,84(1):3–10. doi:10.2319/031013-205.1.

[31] Naoumova J, Kurol J, Kjellberg H. Extraction of the deciduous canine as an interceptive treatment in children with palatal displaced canines - part I: shall we extract the deciduous canine or not? Eur J Orthod,2015a,37(2):209–218. doi:10.1093/ejo/cju040.

[32] Naoumova J, Kurol J, Kjellberg H. Extraction of the deciduous canine as an interceptive treatment in children with palatally displaced canines-part II: possible predictors of success and cut-off points for a spontaneous eruption. Eur J Orthod,2015b,37(2):219–229. doi:10.1093/ejo/cju102.

[33] Baccetti T, Mucedero M, Leonardi M, et al. Interceptive treatment of palatal impaction of maxillary canines with rapid maxillary expansion: a randomized clinical trial. Am J Orthod Dentofac Orthop, 2009,136(5):657–661. doi:10.1016/j.ajodo.2008.03.019.

[34] Baccetti T, Sigler LM, McNamara JA Jr. An RCT on treatment of palatally displaced canines with RME and/or a transpalatal arch. Eur J Orthod, 2011,33(6):601–607. doi:10.1093/ejo/cjq139.

[35] Sigler LM, Baccetti T, McNamara JA Jr. Effect of rapid maxillary expansion and transpalatal arch treatment associated with deciduous canine extraction on the eruption of palatally displaced canines: A 2-center prospective study. Am J Orthod Dentofac Orthop,2011,139(3):e235–244. doi:10.1016/j.ajodo. 2009.07.015.

[36] Silvola AS, Arvonen P, Julku J,et al. Early headgear effects on the eruption pattern of the maxillary canines. Angle Orthod,2009,79(3):540–545. doi:10.2319/021108-83.1.

[37] Armi P, Cozza P, Baccetti T. Effect of RME and headgear treatment on the eruption of palatally displaced canines: a randomized clinical study. Angle Orthod,2011,81(3):370–374. doi:10.2319/062210-339.1.

[38] Olive RJ. Orthodontic treatment of palatally impacted maxillary canines. Aust Orthod J,2002,18(2):64–70.

[39] Olive RJ. Factors influencing the non-surgical eruption of palatally impacted canines. Aust Orthod J,2005, 21(2):95–101.

[40] Moher D, Hopewell S, Schulz KF, et al. CONSORT 2010 explanation and elaboration: updated guidelines for reporting parallel group randomised trials. Br Med J, 2010,340:c869.

第 9 章

安氏Ⅱ类错𬌗畸形的早期治疗

Andrew DiBiase, Paul Jonathan Sandler

● **摘　要**

在乳牙列或混合牙列中的覆盖增加是寻求正畸治疗的常见原因，并且通常表现为潜在的Ⅱ类错𬌗。这可能是由于多种因素造成的，包括吸吮拇指、唇裂或潜在的骨性Ⅱ类关系。安氏Ⅱ类错𬌗畸形的治疗时机一直存在争议，早期治疗的支持者声称它可以诱导下颌骨更多的生长，为患者带来更好的治疗效果。然而，大量研究早期治疗安氏Ⅱ类错𬌗畸形的大型随机临床试验的结果已经驳斥了这一点，研究显示在混合牙列中接受早期治疗的患者与青春期接受综合治疗的患者相比，其治疗效果的临床差异很小。然而，早期治疗相较于后期治疗似乎降低牙槽外伤的风险——尽管外伤一般并不严重，风险的轻微降低与早期治疗的成本和负担相比是否值得仍具有争议。支持早期治疗的另一个理由是儿童的心理成长问题。覆盖增加已被证明使儿童成为校园欺凌的目标，但没有足够证据表明早期治疗可以帮助这些患者。早期治疗可选用多种方式，其中一种是使用功能性矫治器。这些矫治器主要通过内收上切牙并唇倾下切牙从而减小覆盖。下颌骨的长度在矫治期间略有增加，但随着正常生长而消失。大多数患者需要二期矫治，这意味着早期覆盖的减少在混合牙列到恒牙列的过渡期间需要保持。在大多数情况下，由于临床结果可能相同，在混合牙列晚期开始正畸治疗对患者依从性要求更低且效率更高。

A. DiBiase (✉)
East Kent Hospitals University NHS Foundation Trust, Canterbury, UK
e-mail: andrewdibiase@nhs.net

P.J. Sandler
Chesterfield Royal Hospital, Chesterfield, UK

University of Sheffield, Sheffield, UK
e-mail: JonSandler57@gmail.com

简　介

　　安氏Ⅱ类错殆畸形在大多数发达国家都很常见，这些特征在乳牙列中也可以看到。通常表现为前牙覆盖增大，这也是患者或其父母关注的原因，因此，专家多建议进行分类处理。虽然可以在混合牙列甚至乳牙列期治疗Ⅱ类错殆畸形，但Ⅱ类错殆治疗的"理想时机"存在较大争议。本章将探讨这个有争议的领域。

发病率

　　Ⅱ类错殆畸形在西方国家和北欧白人患者中很常见，据报道，英国12岁儿童的发病率高达25%[1]，美国12~15岁年龄的儿童发病率为15%[2]。在非洲裔加勒比人和东亚人群中Ⅱ类错殆畸形较少见，而Ⅲ类错殆畸形较为常见。

　　在乳牙列中，Ⅱ类磨牙关系的患病率相对较高[3]。当未治疗的受试者进入混合和早期恒牙列期时，由于下颌第一磨牙随着下颌第二乳磨牙的替换而向近中移动，Ⅱ类关系得到改善。覆盖在这一时期也存在较小程度上的改善，但如果覆盖超过6mm则改善较小[3]。一旦在恒牙列中建立了Ⅱ类磨牙关系，即使下颌骨生长良好，也会一直保持这种关系。这是因为牙－牙槽在生长发育期发生了代偿[4]。因此，如果没有主动干预，Ⅱ类错殆畸形通常不会自我纠正。

病因学

骨　骼

　　大多数Ⅱ类错殆畸形存在一定程度的下颌后缩[5]。上颌骨常表现为垂直向的过度生长，上颌前突并不常见。患者面部的生长型可表现为垂直向发育不足的深覆殆，也可表现为垂直向发育过度的前下面高增大和骨性开殆。

软组织

　　牙齿位于唇颊软组织和舌体之间内外肌力的"平衡区"。因此，软组织对发育中牙列的位置具有显著影响。唇部的位置和唇肌力量与前牙唇侧的位置有关。如果下唇位于上前牙舌侧，那么上前牙将唇倾而下前牙舌倾，导致覆盖增加。这被称为唇形夹，并且嘴唇形状是夹的潜在组成部分。如果下唇位置较高，则可导致上中切牙的舌倾，但下唇仍位于侧切牙舌侧，致使侧切牙唇倾，从而产生典型的Ⅱ类2分类切牙关系。

唇肌的闭合不全和肌张力不足，通常与面部过度生长有关，导致舌体对切牙位置具有更大的影响。临床上，表现为双牙弓前突和浅覆𬌗。如果这种情况发生在骨性Ⅱ类的患者中，则可导致覆盖增加、覆𬌗的减少或前开𬌗。

舌体和唇位置不良被认为是儿童期Ⅱ类错𬌗畸形的主要病因[6]。该理论认为，开唇露齿和张口姿势主要由鼻塞，口呼吸导致。继而舌体位置下降并且上颌弓变窄，导致下牙弓拥挤和下颌骨的向下和向后旋转。这种不利的旋转又缩短了下牙弓长度，导致下颌牙列中出现二次拥挤。从关于腺样体切除术对儿童和青少年生长影响的灵长类动物实验和人体研究中可以部分证实这一假说[7]。

这一论点的支持者鼓励早期治疗Ⅱ类错𬌗，通常包括肌功能矫治器和口腔训练的组合，旨在重新确立舌体位置并使上下唇闭合。通过这样做，可以产生更大的下颌骨前后向生长，从而矫正Ⅱ类错𬌗畸形。然而，目前没有科学或临床证据支持这一理念或证明这种早期治疗的合理性。更重要的是，所倡导的治疗方式对患者依从性要求极高，治疗周期长，并且临床医生自认为这与其他类型的治疗相比成功率低。

吮指习惯

非营养性吮吸习惯较为常见，但通常只发生于乳牙列期[8]。如果这种情况持续存在于混合牙列中，将会影响牙弓和咬合，严重程度取决于习惯的持续时间[9]。临床上，这通常会造成后牙反𬌗，并且随着上牙弓变窄，上切牙唇倾，下切牙舌倾而使覆盖增大[10]。这也可能导致覆𬌗减少或前牙开𬌗[11]。

早期治疗的指征

关于开始治疗Ⅱ类错𬌗的最佳时间，存在很多争论，早期治疗有许多支持者。早期治疗的优点是：
- 最大化生长潜力
- 有利心理健康
- 降低牙槽外伤的风险
- 年轻患者的依从性良好
- 减少Ⅱ期治疗的必要性或复杂性
- 更好的整体效果

然而，与此相反的是以下缺点：
- 延长治疗时间
- 在替牙期的保持问题

– 长期治疗的生理成本

– 对患者依从性的消耗

– 患者和父母需投入经济和时间

许多赞成早期治疗的观点是基于小样本量的回顾性研究，这些研究通常与历史对照进行比较。在 20 世纪 90 年代，进行了几个大型随机临床试验，试图解决治疗 Ⅱ 类错𬌗的时机问题：两个研究在美国，一个研究在英国 [12-15]。美国的临床试验比较了功能性矫治器 Bionator 与头帽或对照组之间的区别。他们的总部设在牙科学校，由较少的医师进行治疗，有时还需要鼓励患者使他们配合。因此，他们观察了治疗本身的效率，强调在患者配合理想的情况下的治疗成功率。总部位于英国的临床试验将早期治疗的功能矫治器 Twin Block 与对照组进行了比较。本研究中的治疗由英国医院正畸科的许多医师进行。因此，它研究的治疗效率，是指在一般治疗环境下进行的治疗的成功率。这些研究最初是在 Ⅰ 期治疗后报道的。然后这些患者在青春期接受了全面的正畸治疗 [16-18]。最初共有超过 600 例患者参与了这些研究，其中近 500 例患者已结束治疗，因此，他们是现有的最有实据的关于早期 Ⅱ 类错𬌗治疗效果和优势的研究。所以我们需要着眼于上述关于早期治疗优势的观点与这些研究的具体关系。

生长发育

毋庸置疑的是，早期干预可以有效减少覆𬌗的增加，而且这是牙和骨共同改建的效果。因此上述三个试验在初期治疗中都得到以下结果，即通过头影测量得知使用功能性矫治器的患者下颌长度相对增加，使用头帽的患者上颌生长受到抑制。然而，在研究的终末阶段，两组患者的差异就消失了，早期干预的患者和对照组之间并不存在骨性差异。因此，至今还未能得出早期治疗 Ⅱ 类错𬌗对患者有何长远影响，也不应以"得到更好的生长"为由进行早期矫治。

心理健康

有越来越多的研究证明错𬌗畸形对个体的生活质量和心理健康存在着负面影响。尤其对于 Ⅱ 类错𬌗畸形患者，美学上的缺陷更加明显。不论是在童年还是成年后，错𬌗畸形患者都更敏感，更容易因为容貌问题被人嘲笑欺凌。在大多数国家，欺凌一般都是发生在学龄儿童之间。欺凌会导致自尊心、社交能力、运动能力以及对自身容貌和价值的自信下降 [19]。此外，据报道受欺凌的个体其口腔症状更严重，功能受限更多以及错𬌗所造成的情绪和社会不利影响较正常个体高。综合起来，这些因素可能对个人产生长期的负面影响，并与心理和身体健康状况不佳有关，包括自卑、抑郁、焦虑、学习成绩差、逃学、犯罪、心理健康问题以及自杀。

尽管没有证据表明早期治疗对患儿自尊心存在长期影响，但它似乎能在短期内增加患者的自尊心，同时患儿自我反馈的受欺凌情况也有所改善，早期治疗同时也提升了与口腔健康相关的生活质量[13,14,20]。因此，在某些治疗动机强烈的个体中，早期治疗可能非常有益（图9.1~图9.4）。然而，需要患者理解的是，早期治疗可能导致治疗时间的延长，并且双期矫治与青春期的单期矫治相比，最终结果可能没有明显的差异。

防止牙槽外伤

研究表明超过6mm的覆盖增加与上唇外伤发生率相关，特别是存在唇部闭合不全时[21]。处于混合牙列中的儿童（8~11岁的患者）外伤的发生率最高。虽然创伤通常是轻微的，多为仅涉及牙釉质的冠折，但有时可能更严重，如牙本质折裂合并牙髓暴露和牙根折断，极少数情况下出现完全性的牙齿脱位，所有这些都会花费大量的治疗时间和费用。

根据对安氏Ⅱ类患者的随机对照试验，发现的唯一明显差异是经历过早期治疗的患者牙槽外伤的发生率略有下降。这在个体研究中并未发现，但当对结果进行meta

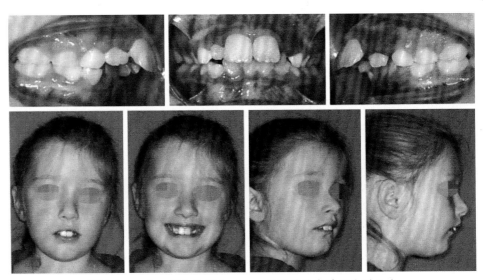

图9.1 一个8岁女孩因为15mm的深覆盖在学校受到欺凌

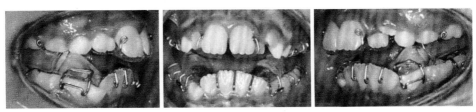

图9.2 患者使用Twin-block矫治器进行治疗

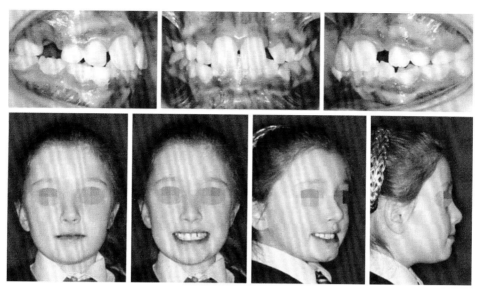

图 9.3　患者接受早期治疗之后的口内及面相

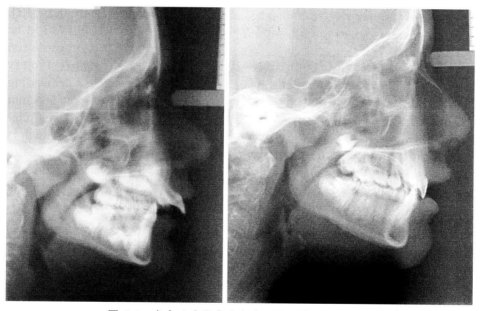

图 9.4　患者治疗接受治疗前后的 X 线侧位片对比

分析时发现早期治疗组较晚期治疗组新发外伤的发生率较低[22]。

　　据报道，儿童牙槽外伤的总体发病率为1%~3%，每百万居民的治疗费用为200万～500万美元，患者通常需要 2~9 次牙科复诊才能完成治疗[23]。在随机对照试验中报道的大多数新发外伤程度较轻微，临床上可忽略不计，不需要治疗，因此，与早期治疗相关的额外费用是否合理是值得商榷的。此外，大部分创伤发生在早期混合牙列期，恒切牙因跌倒，运动或非意外伤害而折断[23]。因此，在恒切牙萌出时即开始治疗，可能对患者依从性和治疗总体持续时间以及花费成本产生实际意义。为了防止在运动过程中受伤，使用防护口托可能比早期治疗更具成本效益且要求更低。最后，即使超过3~4mm 的轻度深覆盖也会使创伤风险增加 21.8%（95% CI：0.097，0.345）[3,24]。这意味着更多的儿童需要早期治疗，这既不符合成本效益，也不实用，特别是在国家资助的卫生系统中。然而，某些儿童上颌切牙严重唇倾，上下唇闭合不全且特别好动，被认为具有牙槽嵴创伤高风险，早期治疗是合理的（图 9.5~ 图 9.8）。

依从性

患者良好的依从性是正畸治疗成功的基础。这通常很难衡量，也没有心理社会参数可以预测这一点。可以通过观察患者早期的行为，特别是与正畸医生或临床治疗医生的关系来评估潜在的依从性[25]。患者口腔卫生差，托槽反复掉，未按要求佩戴矫治器以及患者/临床医生关系不佳往往预示总体治疗结果较差[26-27]。

青春期前的孩子通常会成为依从性良好的患者，因为他们的行为更受父母或正畸医生等权威人士的影响。只要要求不是特别抽象或与长期效果相关，患者依从性通常

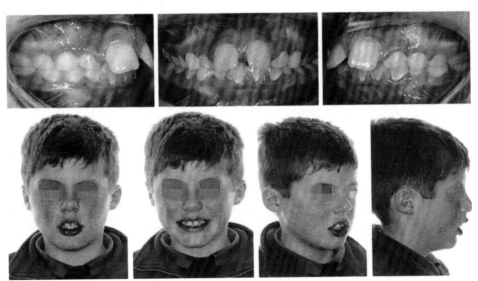

图 9.5 一个具有 II 类 1 分类切牙关系的 9 岁男孩，因为唇闭合不全造成牙槽外伤的概率升高而进行早期治疗

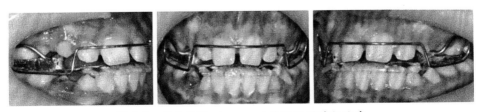

图 9.6 患者使用 Bionator 功能矫治器进行治疗

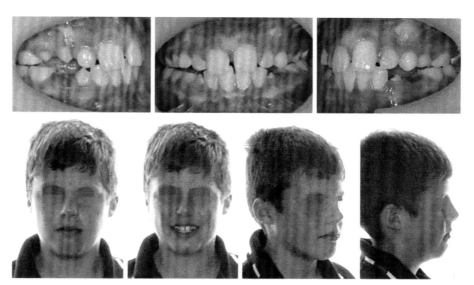

图 9.7　患者接受Ⅰ期治疗后，覆盖减小，软组织侧貌有所改善。患者继续进行全口的固定矫治并且拔除发育不良的左上颌第一磨牙

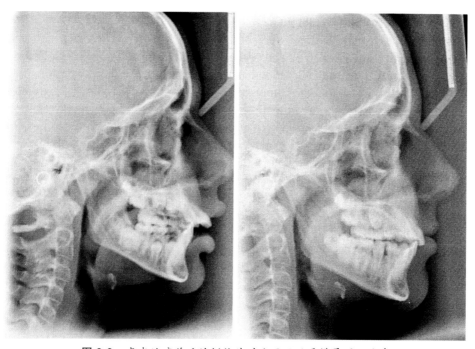

图 9.8　患者治疗前后的侧位片对比显示了牙槽骨明显改建

都非常好。当孩子进入青春期时，他们的行为会受到同龄人群的影响，他们倾向于反抗权威。因此，成功的治疗包括赋予患者权力，使他们感觉治疗对他们有利而非有害。这需要在让孩子参与治疗计划的决策并建立良好的医患关系。幸运的是，大多数发达国家正畸治疗较为普遍，并且人群对正畸治疗可以纠正不良咬合并提升整体外貌形象的认同，使这一年龄组的治疗变得容易接受。

早期治疗的一个问题是患者依从性可能被慢慢消磨，因为大多数病例的早期治疗会大大延长整体治疗时间，我们知道延长治疗时间会对患者的依从性产生负面影响[28]。因此，在接受治疗 4 年后，一个配合的 8 岁儿童将有可能成为心怀不满的 12 岁儿童。由于迄今为止没有任何研究能够有力地证实早期治疗的主要益处，特别是关乎更好的疗效方面，因此年轻患者良好的依从性无法用于证明早期治疗的合理性，因为最终大多数患者仍将在青春期进行进一步治疗。

二期矫治

根据之前讨论的三项随机对照试验，大多数接受 II 类错𬌗早期治疗的患者需要进一步的主动正畸治疗。多种原因使患者需要二期矫治，但通常包括减少拥挤和排齐牙弓，精细的咬合调整或完全解决深覆盖。此外，接受 I 期治疗、早期治疗的患者与青春期早期等待接受常规治疗的患者相比，拔牙的概率以及后期使用固定矫治周期的长短或需要正颌手术的患者的百分比似乎没有差异。因此，根据现有的科学证据，早期治疗 II 类错𬌗并不能降低 II 期治疗的需要或缩短周期。

更好的治疗效果

在严格评估 II 类早期治疗的三项随机对照试验中，治疗组在早期使用功能矫治器和头帽后的咬合改善均优于对照组：两种方式均有效地减小了覆盖。然而，这些差异再经过全面正畸治疗后就消失了。实际上，所有早期治疗组患者的总体治疗时间明显延长，就诊次数增多，在英国的随机试验中，经同行评估等级（PAR）测量出的咬合结果也更差[17]。因此，就目前的证据而言，与混合牙列晚期或恒牙列早期开始的全面正畸治疗相比，不能证明早期治疗 II 类错𬌗能取得更好的咬合。

早期治疗 II 类错𬌗畸形的力学机制

总的来说，虽然使用本章后面概述的方法进行早期治疗的确是有效的，但不一定是治疗 II 类错𬌗的最佳方法。然而，如果肯定早期治疗的合理性并且认为对患者有益，则可以通过多种方式进行治疗。

腭 刺

理想情况下应在恒切牙萌出前消除吮指习惯；否则它会导致长期的牙齿和骨骼变化，如前所述。如果吮指习惯持续到恒牙列早期，应积极鼓励孩子停止吮指，并且许多前述方法可以帮助纠正吮指习惯。如果孩子无法自行纠正吮指习惯，那么被动矫治器，如腭刺或舌刺可能是有效的[29]（图9.9）。

活动矫治器

具有可调节唇弓的活动矫治器可用于减少混合牙列中深覆盖。这只适用于上前牙唇倾和间隙病例，因为活动矫治器只能通过倾斜移动来内收前牙。可以结合前牙咬合导板以帮助减少深覆𬌗，还可按后面的方法配合使用头帽。而单纯的牙齿移动对于明显骨性Ⅱ类下颌后缩的患者则不太可能产生令人满意的效果。

功能矫治器

功能性矫治器是一种减少混合牙列期覆盖增加的非常有效的方法。这类正畸矫治器最初在20世纪初的欧洲开始使用，被认为对面部生长发育有效。虽然存在许多不同的矫治设计和矫治系统，但它们工作的基本原理是导下颌骨向前。这实现了以下几点：它改变了软组织环境，继而改变了影响牙列位置的肌力。通过矫治器直接施力到牙齿上，来自控制下颌骨试图返回到原有位置所产生的肌肉力量。在大多数情况下，这导致远中向力传递到上颌骨和上颌牙列，并且反向力传递到下颌骨和下颌牙列。还有人提出髁突和关节窝存在骨性改建。所有这些作用可以非常有效地减少增加的覆盖：

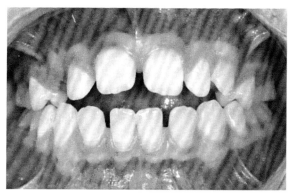
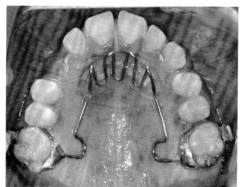
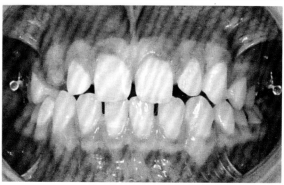

图9.9 一个因为吸吮拇指而造成的前牙开𬌗和深覆盖。在使用腭刺破除不良习惯后，切牙关系有所改善

上前牙的内收；

下前牙的唇倾；

上颌牙列的远中移动；

下颌牙列的近中移动；

轻微限制上颌骨生长；

下颌骨向前的重新定位与关节窝的改建。

功能性矫治器是否对面部生长具有持久影响仍然是口腔正畸学中最热门的争论话题。支持者声称，由于下颌骨生长的增加，功能矫治器的使用可显著改善外观。不幸的是，许多都是基于病例报告或回顾性研究，通常将一个样本量小的治疗组与一个历史样本进行比较。来自动物研究的一些证据表明，用固定夹板将下颌骨固定于前位确实可以导致髁突和关节窝的骨改建。但这些实验中对啮齿动物或灵长类动物实施了临床上不能耐受的治疗方案。虽然这些实验显示组织学变化，但由于在所使用的动物模型中不存在Ⅱ类错𬌗，因此很难将这些变化与临床中患者的实际变化建立关联。

随着过去二十年里大型针对安氏Ⅱ类错𬌗的随机对照试验的结果公布，很明显早期使用功能性矫治器虽然在减少增加的覆盖方面非常有效，但似乎对面部生长几乎没有长期影响。这并不是意味着不治疗深覆盖和Ⅱ类错𬌗将自发纠正。事实上，未经治疗的Ⅱ类错𬌗畸形几乎肯定会持续到青春期和成年期，因为不管生长情况如何咬合关系都不会改变[4]。因此，这些功能性矫治器的临床效果似乎是早期建立Ⅰ类咬合关系，然后允许正常的髁突生长来巩固这一点。这是早期治疗的主要问题之一。使用这些功能性矫治器的最有效时间是在青春期生长高峰期间[30]。在女性中，这种情况大约在 10 岁左右，最高峰时间约为 11.5 岁。在男性中，生长开始于 11~12 岁，并且在 14~15 岁达到峰值。因此，如果进行早期治疗，则与生长高峰期不一致，特别是在男性中，治疗的效率低于在晚期混合或甚至早期恒牙的治疗效果。此外，除非进行有效的保持，否则当患者进入生长高峰期时将丧失早期治疗取得的有益的临床效果，因此需要第二疗程的功能性矫治器。

在混合牙列中使用可摘式功能性矫治器的主要问题是矫治器在口腔中的固位，特别是 Twin Block 之类的牙支持式矫治器（图 9.1~ 图 9.4）。由于乳牙圆锥形的牙体外形以及缺乏生理性的倒凹，所以乳牙不适于放置固位体。乳牙在替换过程中产生松动，从而进一步降低其固位功能。有时可以通过添加附件来制造倒凹或通过使用 Herbst 之类的粘接式功能性矫治器来克服该问题。最后，可以选择使用非牙支持式或部分牙支持式的可摘式功能性矫治器，如功能调节器或 Balter 生物调节器。前者不宜佩戴且容易变形或破损，后者具有允许乳牙自然脱落的潜在优势。对于由于受到欺凌而建议接受早期治疗的孩子，生物调节器的优点还在于他们不必将该矫治器佩戴到学校，从而避免使他们成为同龄人欺凌的目标（图9.5~图9.8）。

使用功能性矫治器进行早期治疗的最后一个问题是，经过早期治疗覆盖减小后，如何在患者进入青春生长高峰期建立恒牙拾时保持这种覆盖的减少。第一种是理想情况下，患者在夜间佩戴保持器，具体保持年数取决于何时开始治疗，这有可能导致患者未来依从性降低。此外，有可能需要使用另外的矫治装置，如在晚上佩戴头帽式可摘式保持器。第二种选择是通过停止佩戴保持器让孩子暂时停止治疗；然而，这需要承担深覆盖复发和Ⅱ类错拾畸形再次出现的风险。无论哪种方式，在早期治疗开始之前，医生及患者应充分了解这些潜在的结果。

头　帽

有证据表明头帽牵引可以在混合牙列期减小Ⅱ类错拾患者的深覆盖，头帽可与活动矫治器或功能性矫治器一起使用，也可单独使用。经典的头帽口内依托上颌磨牙带环，而患者佩戴拾垫以减少覆拾并使上颌磨牙远中移动以矫正磨牙关系。两项在美国进行的关于针对Ⅱ类错拾早期治疗的随机对照试验中，将头帽牵引组与观察组和使用功能性矫治器治疗组进行了比较[12,15]。在治疗后牙弓形态和牙槽外伤发生率方面，使用头帽牵引患者的结果与治疗初期治疗后使用功能性矫治器治疗的患者相比无差异，均有效地减少了深覆盖。然而，与用功能性矫治器治疗的患者一样，与青春期综合治疗结束的观察组相比并无明显差异。

实际上，使用头帽牵引矫治器也存在从混合牙列期到恒牙列期的保持问题。

与使用可摘式矫治器类似，如果牙弓条件允许，可以使用固定矫治器来减少深覆盖。在混合牙列中使用固定矫治器的主要问题是将托槽和弓丝固位在乳牙上，因为这可能增加乳牙的松动度，加速乳牙脱落。所以早期矫治通常选用可摘式矫治器或功能性矫治器。

结　论

Ⅱ类错拾畸形非常常见，并且在混合牙列中通常可以使用各种有效的治疗方式。然而没有证据表明，早期治疗在形态学方面的结果优于恒牙期的综合治疗。事实上，早期治疗将导致更长的治疗周期，更多的就诊次数以及患者或政府的更高成本。对于运动较多而上颌切牙非常前突和唇部功能不全的患者，早期治疗可以降低牙槽外伤的发生率。类似地，早期治疗也适用于因过于前突的上前牙而经常受到欺凌的患者。然而，在开始治疗之前，患者及其父母或医护人员需要充分意识到这种早期治疗过程不会产生更好的治疗结果，也不会减少或消除恒牙拾建立后进一步正畸治疗的需要。

参考文献

[1] Holmes A. The prevalence of orthodontic treatment need. Br J Orthod,1992,19(3):177–182.

[2] Proffit WR, Fields HW Jr, Moray LJ. Prevalence of malocclusion and orthodontic treatment need in the United States: estimates from the NHANES III survey. Int J Adult Orthodon Orthognath Surg,1998,13:97–106.

[3] Dimberg L, Lennartsson B, Arnrup K,et al. Prevalence and change of malocclusions from primary to early permanent dentition: a longitudinal study. Angle Orthod,2015,85(5):728–734.

[4] You ZH, Fishman LS, Rosenblum RE, et al. Dentoalveolar changes related to mandibular forward growth in untreated Class II persons. Am J Orthod Dentofac Orthop,2001,120:598–607.

[5] McNamara JA Jr. Components of class II malocclusion in children 8-10 years of age. Angle Orthod, 1981, 51(3):177–202.

[6] Mew JR. The postural basis of malocclusion: a philosophical overview. Am J Orthod Dentofac Orthop, 2004,126(6):729–738.

[7] Woodside DG, Linder-Aronson S, Lundstrom A, et al. Mandibular and maxillary growth after changed mode of breathing. Am J Orthod Dentofac Orthop,1991,100:1–18.

[8] Patel A. Digit sucking habits in children resident in Kettering (UK). J Orthod, 2008,35:255–261.

[9] Singh S, Utreja A, Chawla H. Distribution of malocclusion types among thumb suckers seeking orthodontic treatment. J Indian Soc Pedod Prev Dent, 2008,26(26):114–117.

[10] Bishara SE, Warren JJ, Broffitt B,et al. Changes in the prevalence of nonnutritive sucking patterns in the first 8 years of life. Am J Orthod Dentofac Orthop,2006,130(1):31–36.

[11] Warren JJ, Bishara SE. Duration of nutritive and nonnutritive sucking behaviors and their effects on the dental arches in the primary dentition. Am J Orthod Dentofac Orthop,2002,121(4):347–356.

[12] Keeling SD, Wheeler TT, King GJ, et al. Anteroposterior skeletal and dental changes after early Class Ⅱ treatment with bionators and headgear. Am J Orthod Dentofac Orthop,1998,113:40–50.

[13] O'Brien K, Wright J, Conboy F, et al. Effectiveness of early orthodontic treatment with the Twin-block appliance: a multicenter, randomized, controlled trial. Part 1: dental and skeletal effects. Am J Orthod Dentofac Orthop,2003b,124(3):234–243.

[14] O'Brien K, Wright J, Conboy F, et al. Effectiveness of early orthodontic treatment with the Twin-block appliance: a multicenter, randomized, controlled trial. Part 2: psychosocial effects. J Orthod,2003a,124:488–495.

[15] Tulloch JF, Phillips C, Koch G,et al. The effect of early intervention on skeletal pattern in Class Ⅱ malocclusion: a randomized clinical trial. Am J Orthod Dentofac Orthop,1997,111(4):391–400.

[16] Dolce C, McGorray SP, Brazeau L, et al. Timing of Class II treatment: Skeletal changes comparing 1-phase and 2-phase treatment. Am J Orthod Dentofac Orthop,2007,132(4):481–489.

[17] O'Brien K, Wright J, Conboy F, et al. Early treatment for Class II Division 1 malocclusion with the Twin-block appliance: a multi-center, randomized, controlled trial. Am J Orthod Dentofac Orthop,2009,135(5):573–579.

[18] Tulloch JFC, Proffit WR, Phillips C. Outcomes in a 2-phase randomized clinical trial of early class Ⅱ treatment. Am J Orthod Dentofac Orthop,2004,125(6):657–667.

[19] Seehra J, Fleming P, Newton T,et al. Bullying in orthodontic patients and its relationship to malocclusion, self-esteem and oral health-related quality of life. J Orthod,2011,38(4):247–256.

[20] Seehra J, Newton JT, Dibiase AT. Interceptive orthodontic treatment in bullied adolescents and its impact on self-esteem and oral-health-related quality of life. Eur Orthod,2013,35:615–621.

[21] Schatz JP, Hakeberg M, Ostini E, et al. Prevalence of traumatic injuries to permanent dentition and its

association with overjet in a Swiss child population. Dent Traumatol,2013,29(2):110–114.

[22] Thiruvenkatachari B, Harrison JE, Worthington HV, et al. Orthodontic treatment for prominent upper front teeth (Class Ⅱ malocclusion) in children. Cochrane Database Syst Rev,2013,11:CD003452.

[23] Andersson L. Epidemiology of traumatic dental injuries. J Endod,2013,39(3 Suppl):S2–5.

[24] Petti S. Over two hundred million injuries to anterior teeth attributable to large overjet: a metaanalysis. Dent Traumatol,2015,31(1):1–8.

[25] Nanda RS, Kierl MJ. Prediction of cooperation in orthodontic treatment. Am J Orthod Dentofac Orthop,1992,102(1):15–21.

[26] Fleming PS, Scott P, DiBiase AT. Compliance: getting the most from your orthodontic patients. Dent Update,2007,34(9):565–566, 569–570, 572.

[27] Trenouth MJ. Do failed appointments lead to discontinuation of orthodontic treatment? Angle Orthod,2003,73(1):51–55.

[28] Bartsch A, Witt E, Sahm G, et al. Correlates of objective patient compliance with removable appliance wear. Am J Orthod Dentofac Orthop,1993,104(4):378–386.

[29] Borrie FRP, Bearn DR, NPT I, et al. Interventions for the cessation of nonnutritive sucking habits in children. Cochrane Database Syst Rev,2015,3:CD008694.

[30] Baccetti F, Franchi L, Toth L, et al. Treatment timing for Twin-block therapy. Am J Orthod Dentofac Orthop,2000,118:159–170.

第 **10** 章

Ⅲ类错殆畸形

Simon J. Littlewood

● **摘 要**

    如果Ⅲ类错殆畸形的阻断性矫治能减少或阻止对口腔组织的损伤，或显著减少未来矫正治疗的次数或需要矫治的严重程度，那么医生应当对患者施行阻断性矫治。同时医生应当提前告知患者，由于未来生长的不可预测性，我们不能保证Ⅲ类错殆畸形阻断性治疗的长期疗效。

    Ⅲ类错殆畸形的治疗方案选择取决于医生对错殆畸形病因的诊断。从病因学上，Ⅲ类错殆畸形的病因可分为牙性错殆畸形、功能性错殆畸形（由于反殆的引起下颌骨移位）和骨性错殆畸形。

    简单的前牙牙性反殆畸形可以在混合牙列期使用可摘或固定矫治器完成矫治。使用额兜或功能矫治器进行治疗可以纠正Ⅲ类错殆畸形的切牙关系，但矫形方面的改变微乎其微。

    在 10 岁以下伴有轻度至中度Ⅲ类错殆畸形、上颌骨后缩、均角或均角偏低的患者中，使用面具前方牵引进行阻断性治疗可以减少未来矫治中对正颌手术的需要。

    骨支抗矫治器可能会提供更多骨骼变化的潜力，但这一领域还需要进一步研究。

概 述

    最初，Ⅲ类错殆畸形是由 Edward Angle 根据第一恒磨牙的咬合关系来定义的，即下颌第一恒磨牙相较上颌第一恒磨牙处于近中位。在一个更加现代化的定义中，针对切牙关系描述Ⅲ类错殆畸形，即下颌切牙牙尖咬合时接触点在上颌切牙的舌隆突的

S.J. Littlewood

Orthodontic Department, St Luke's Hospital, Little Horton Lane, Bradford BD5 0NA, UK

e-mail: simonjlittlewood@aol.com

前方。Ⅲ类错殆畸形的患病率及表现特点因种族背景而有着显著差异。在东亚人群中，如日本、韩国和中国Ⅲ类错殆畸形患病率为 4%~19%，而在欧洲人群中此类错殆患病率则要低得多：1%~4%[1]。

混合牙列期Ⅲ类错殆畸形的病因学

明确混合牙列期中Ⅲ类错殆畸形的病因是很重要的，因为这将决定最佳的阻断治疗类型。病因学上可能是由骨和（或）牙 – 牙槽引起的。

根据定义，Ⅲ类错殆畸形表现为下前牙位于上前牙的舌隆突的前方，通常导致一个或多个牙齿的前牙反殆。正畸检查有助于区分简单的前牙反殆病例（因为局部牙齿的错位）和真正的骨性Ⅲ类病例。无论前牙错殆何时发生，重要的是检查错殆是否与下颌骨的前移有关，而下颌骨前移会增加Ⅲ类错殆畸形的严重程度。通常错殆畸形的病因中也有骨性成分，即下颌牙列在上颌牙列前方。这可能是其中一个颌骨的大小和位置异常所导致：明确骨性不调的存在部位非常重要，因为这可能会影响治疗方案的选择。

为了决定最合适的阻断矫治方法，必须诊断Ⅲ类错殆畸形的成因。可以通过：口外评估、口内评估（包括评估任何由于前牙反殆而引起的下颌移位）和必要的头影测量分析。

口外评估

侧貌分析着眼于面部比例，面中部、颏部的位置，以及垂直向高度的比例。这将有助于确定骨骼差异的存在与否，以及差异的位置。对于上颌骨后缩的患者，除了靠近鼻子的区域变平外，瞳孔下方巩膜变大，眶下缘变平也可能出现。

口内评估

前牙区一颗或多颗牙齿的反殆是Ⅲ类错殆畸形的常见表现。无论何时出现反殆，重要的都是寻找是否有下颌前移。这种过早的接触可能导致下颌骨进一步向前移位，使患者能够达到完全充分的咬合，从而获得更舒适的咬合。

观察上前牙和下前牙的倾斜度也很重要。对于骨性不调的患者，软组织可能会使牙齿倒向对颌，以实现嘴唇的闭合。这就是所谓的牙 – 牙槽骨代偿，现有的代偿程度可能决定了牙齿正畸移动的可能性，或者是否需要基骨的移动。

头影测量评估

除了临床分析之外，可能还需要进行头影测量分析，以确定上颌和下颌相对颅底的位置，并确定上下前牙的倾斜度。结合临床和头影测量信息，决定哪种类型的Ⅲ类错𬌗畸形可以在混合牙列期进行治疗，并帮助确定最佳的阻断矫治方案。

在混合牙列期中有三种类型的Ⅲ类错𬌗畸形可以进行有效矫治[1]：

● 牙性错𬌗：上颌或下颌前牙不当的倾斜或错位；

● 假性错𬌗：早接触使下颌骨向前旋转，从而导致下颌骨位于前位，使患者能够实现充分的牙尖交错；

● 骨性错𬌗：上颌和（或）下颌骨的真正骨性不调。

Ⅲ类错𬌗畸形阻断性矫治适应证

虽然在牙列发育过程中就可能会发生Ⅲ类错𬌗畸形，但仍需决定是在现阶段进行矫治治疗，还是等待牙齿的进一步发育和生长后进行矫治。如属下列适应证应进行阻断性矫治：

● 预防口腔组织受损。

● 预防或显著降低日后正畸的次数，或降低未来正畸治疗的难度。

口腔组织的损伤可能是由于前牙反𬌗引起下颌骨移位引起。当下颌骨向前滑动，为了使患者达到最大程度的牙尖交错和更舒适的咬合，早接触的牙齿发生局部磨损。同时可能发生不可逆性牙周软组织损伤和骨的损伤，这是由于前牙反𬌗引起错位接触所施加的侧向力造成的，如果口腔卫生有问题，这种情况则更容易发生。

阻断治疗的其他好处包括改善咬合功能和改善面部外观。它还可以降低后牙异常咬合的风险。这种异常的后牙咬合可能是习惯性的下颌骨前伸的结果，因为病人发现了一个更舒适的咬合以适应异常的前牙咬合接触。也有人认为阻断性矫治有可能通过引起有利的骨骼改变而减少患者未来对正颌手术的需求。这一富有争议的观点将在"生长修饰和骨科治疗"章节进一步讨论。

由于未来生长的不可预测性，Ⅲ类错𬌗畸形的阻断治疗总是具有挑战性。虽然矫治可能会矫正前牙反𬌗和改善牙弓关系，但未来下颌的不利性生长将引起错𬌗畸形的复发。已经有人尝试开发基于个体的技术来预测未来个体的生长，但是目前仍然很难准确地预测Ⅲ类错𬌗畸形的治疗结果[2]。因此，由于未来生长的不可预测性，对待Ⅲ类错𬌗畸形患者阻断性矫治成功后的预后需谨慎。

以下章节将讨论简单的牙－牙槽性前牙反𬌗的治疗（章节"简单的牙－牙槽性前牙反𬌗的治疗"），以及使用生长修饰和正颌移动来治疗骨性病因成分较大的错𬌗（章节"生长修饰和正颌治疗"）。在这两种治疗过程中，有着如下特征的患者身上将看到更多有利的变化：

- 治疗结束时有一定的深覆殆的患者，这有助于保持任何前牙反殆的矫治结果。
- 由于反殆引起的早期下颌骨前移的患者。
- 依从性好，会按照指示佩戴矫治器的患者。

简单牙－牙槽前牙反殆的治疗

简单的前牙反殆可以用可摘或固定矫治器矫正。如果患者上切牙存在少量的唇倾，同时有足够的覆殆以维持治疗结束时的矫正效果，那么治疗的成功率将会增加。

可摘矫治器包含一个前牙区的活动附件，使上颌单个或几个牙唇倾，以纠正前牙反殆。这种活动附件可以是由临床医生激活的腭侧推簧，也可以是由患者激活的螺丝。矫治器还包括固位附件，以维持其在适当的位置，并可能通过覆盖于后牙打开咬合，以帮助矫正前牙。可摘矫治器只能使牙齿倾斜，所以只有在需要简单倾斜移动上颌牙齿时使用。

同样也可以使用固定矫治器（图10.1）矫治错殆畸形，且有时它只被粘接在该年龄段患者口腔内存在的恒牙上。这种器具通常被称为2×4矫治器，因为它只粘接在两个上颌第一恒磨牙和四个上前牙上。在磨牙和前牙之间的活动推簧可以用来唇倾前牙。如果需要打开咬合，玻璃离子水门汀可暂时放置在磨牙上作为后牙固定咬合平面。固定矫治器可整体移动牙齿同时矫治旋转。它也能够增加覆殆，以提高矫治结果的稳定性和减少患者所需的依从性。

有证据表明，这两种矫治器都有效，治疗结果的稳定性也一样。固定矫治器矫治更快捷、更便宜，且对患者的发音影响较活动矫治器更小，但是病人可能抱怨初戴固定矫治器时咀嚼难度增加及咬合难度增加 [3-6]。

生长修饰和矫形治疗

有人建议，通过生长修饰可以阻断发展中的Ⅲ类骨骼错殆畸形，称为矫形治疗。这种方法的目的是纠正骨性不调，或至少能够充分改善不调，以便将来正畸掩饰并避免正颌手术。人们已经尝试了多种矫形方法，包括功能性矫治器、颏兜矫治，面具前牵和骨支抗矫治器。下文将简短讨论下支持这些方法的证据。

功能性矫治器

功能性矫治器通过促进上颌骨的生长和限制下颌骨生长或再定位下颌骨的生长

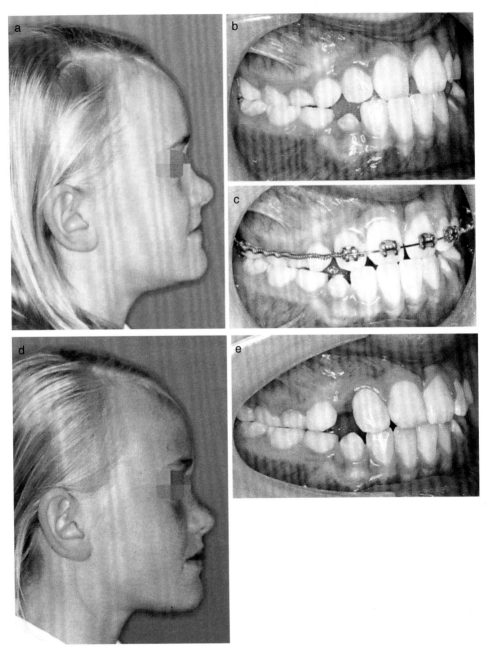

图 10.1 病例是应用 2×4 固定矫治器对前牙反𬌗进行简单矫正。a. 初始时口外侧貌表现为骨性Ⅲ类特征（部分上颌骨后移和轻微的下颌骨前凸）。b. 初始口内相表现为Ⅲ类前牙关系和右上中切牙和侧切牙反𬌗。这种反𬌗引起的下颌骨轻微的前移位而导致的咬合关系称为假性Ⅲ类畸形。c. 固定 2×4 矫治器通过推簧唇倾上切牙。患者佩戴了 5 个月的矫治器。d. 治疗结束时口外侧面照，反𬌗矫治后达到Ⅰ类骨性关系，同时消除了下颌骨的前移位。e. 治疗结束口内像显示前牙反𬌗已被矫正，并有一定程度的覆𬌗以保持矫治结果。未来的矫治稳定性将取决于下颌生长情况

方向来改变骨面型。示例包括 Fränkel Ⅲ型功能矫治器（FR Ⅲ）和反向 twin-block矫治器。

FR Ⅲ型矫治器（图 10.2）在前庭沟处有上颌前庭盾。这些护盾被放置在远离上颌的地方以拉伸骨膜促进上颌骨前部的发育。

矫治器的下半部分试图限制下颌生长或使其向后生长。研究表明，FR Ⅲ型矫治器可以改善咬合关系，但这主要是由于矫治器引起的牙－牙槽的改变，即通过唇倾上颌切牙和舌倾下颌切牙来实现的[7]。对于患者来说，佩戴 FR Ⅲ可能具有难度，因为矫治器容易损坏，而且由于这些变化主要是牙－牙槽的变化，也许可以使用更为简单的途径通过正畸掩饰性治疗来矫正错殆。

反向 twin-block（图 10.3）是对传统 twin-block 的改造，因其原本设计用于Ⅱ类错殆矫治。在反向 twin-block 中阻挡部件就位后，对下颌有向后的推力，对上颌有向前的力量。同样的，这种改变是发生在牙－牙槽的，而非骨性的[8]。

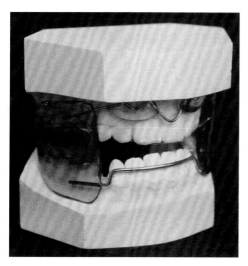

图 10.2　Fränkel Ⅲ型功能矫治器

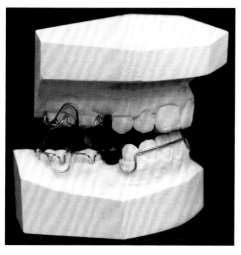

图 10.3　反向 twin-block 矫治器

因此，功能矫治器可以成功地纠正Ⅲ类错殆畸形，但这主要是由于牙－牙槽的变化，对潜在的骨面型影响较小甚至没有影响。

颏 兜

颏兜治疗法是矫形治疗，旨在改变下颌骨的生长。患者需要每天佩戴颏兜14h以上，每一侧使用300~500g的力量牵拉，力的方向穿过髁突或在髁突后部。

这种矫治方式可能会在垂直方向上重定位下颌骨的生长方向，导致下颌骨向后旋转[9]，但这些变化往往不能长期维持，正常的生长模式会重新建立[10]。这是纠正因下颌前凸导致的Ⅲ类错殆畸形的主要方法。然而，由于这种方法似乎是通过下颌骨向后旋转发挥作用，且长期结果令人失望，因此，针对混合牙列期存在明显下颌前突的患者，尤其是垂直向比例增加的，通常选择在发育完成后再进行手术治疗。

前牵引面具

前牵引面具，有时也被称为反向头帽，它对上颌骨施加向前向下的力，对纠正混合牙列期的反覆盖有着很好的疗效[11]。该矫治器由两部分组成：一个放置于面部的外部支架，一个是覆盖上颌牙列的口内部分（图10.4）。这两个部分之间通过弹性连接，每侧提供300~500g的向前、稍向下的矢向力。外部支架由两个平面组成（一个放在额头，一个放在颏部），提供支抗。还有位于中部的条带用来连接皮筋和口内附着于上颌牙列的部分。

上颌牙列固位体有着多种设计，包括可摘式，带环式和通过丙烯酸结合的方式。它们都包括位于在第一乳磨牙根部上方（上颌旋转中心）的钩子，用来挂皮筋。弹性力一般是每侧300~500g，每天需要佩戴12~14h。总治疗时间6~9个月。

快速上颌扩弓（RME）的同期使用面具前牵是有争议的。通常骨性Ⅲ类的患者的上颌在横向和前后向都小，所以这种扩弓对矫治是有帮助的。扩弓松解了上颌周围的骨缝，增加上颌的前移量，尽管更高质量的研究表明快速上颌扩弓对矫治结果的影响是很小的[12]。这一原理通过一种称为Alt-RAMEC（交替快速上颌扩弓和收缩）的技术得到了进一步发展[13]。Alt-RAMEC方案描述了以周为单位，交替快速上颌扩弓和收缩，在不出现过度扩弓前提下分离上颌。为了确定这是否是一种合适的方法，需要对佩戴前牵面具并同期行上颌快速扩弓的病例进行进一步的高质量研究。

在一项随机对照临床试验中，比较了前牵面具治疗和未治疗的结果，显示70%的患者反覆盖被矫正，治疗前患者的平均反覆盖为4mm，伴有明显的骨性改变，当然

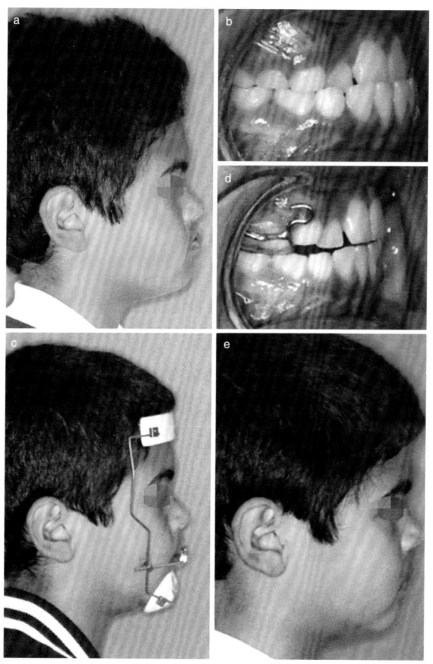

图 10.4 前牵引面具病例。a.8 岁半治疗前。b.8 岁半治疗前口内照。c. 前牵引面具治疗中。d. 使用带钩子的粘接式快速上颌扩弓装置连接皮筋的口内照。e. 治疗 6 个月后

这种改变主要是由于上颌向前移动引起的。

　　治疗结束时前牵组与对照组相比，ANB 角（上颌骨与下颌骨的夹角）增加了 2.6°[14]。对颞下颌关节并无不良影响。尽管在颌骨和牙齿方面都是成功的，但对于戴着前牵面具的患者来说，此项治疗并没有明显的社会心理益处。

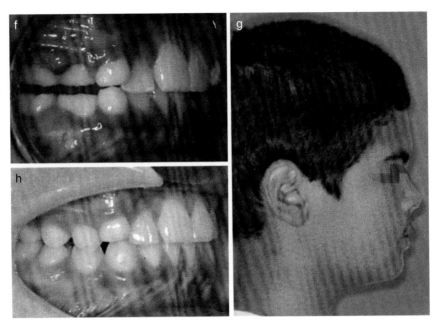

图 10.4（续）　f.治疗 6 个月后的口内像。g.11 岁，治疗后 2 年面相。h.11 岁，治疗后 2 年口内像

　　6 年后对这些患者进行随访，观察有利变化是否在生长结束后仍保良好持，特别是评估在混合牙列期使用前牵面具进行阻断性矫治是否减少患者未来对正颌手术的需求 [15]。在使用前牵面具的患者中，36% 的患者在 15 岁时需要正颌手术，而对照组中有 66% 的患者需要进行正颌手术。令人欣慰的是，68% 戴前牵面具的患者在 6 年之后都有了正覆盖。有趣的是，在 6 年的随访过程中，早期前牵面具治疗引起的骨性改善并没有在 6 年的随访期间得到维持。手术需求的减少可能是由于上下颌骨发生了旋转。这也可能是由于矫治对咬合和骨面型的多重影响的累积，这些影响本身并不显著，但这些变化共同减少了患者对正颌手术的需要。因此，针对下列患者在混合牙列期使用牵引式面具可以纠正Ⅲ类错殆畸形，减少今后正颌手术的需要：

- 10 岁以下儿童；
- 轻中度Ⅲ类关系；
- 后移的上颌骨；
- 均角或均角偏低。

在这些特殊情况下用阻断性矫治方法治疗Ⅲ类错殆畸形是有益的，因为使用的矫治器是牙支持式的，他们可能会导致更少的骨性改变和非医生期望的牙齿变化，如：

- 磨牙颊向扩张和挤压导致垂直向高度的增加。
- 由于磨牙的近中移动导致拥挤，从而牙弓长度减少。

最近为了克服牙齿支持式的矫治器在Ⅲ类错殆畸形的阻断性矫正治疗中的局限

性，开始更多的使用骨支抗式矫治器。

骨支抗式矫治器

除了能够克服牙支持式矫治器引起的一些非预期的牙 – 牙槽改变，骨支抗式矫治器还能够提供更大的骨性改变[16]。这些矫治器通常包括了下颌骨联合区和颧牙槽嵴间的Ⅲ类弹性连接（图 10.5）。

这些微型钛板的成功运用与手术技术以及骨骼的厚度和质量有关。特别是上颌骨，其骨骼质量在患者 11 岁之前通常不佳，所以这种矫治技术相较于牙支持性矫治器，通常用于年龄稍大一些的患者。对这种骨支抗式矫治器的初步研究结果表明，它有可能提供更大的骨性改变，减少不必要的牙齿移位。然而，个体结果存在不可预测的差异，需要对这种技术进行进一步的高质量研究。

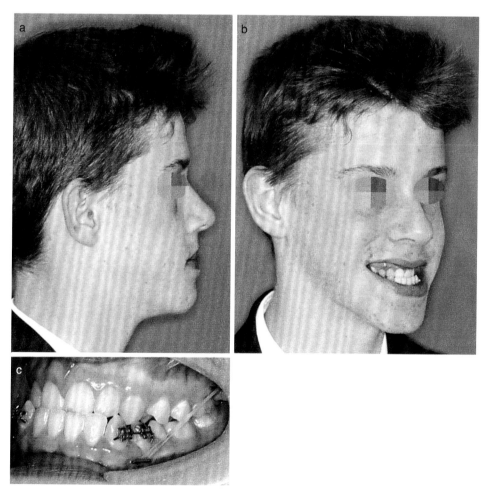

图 10.5　该病例展示了带有Ⅲ类牵引的骨支抗微型钛板的使用情况。a. 初始的口外侧面照。b. 初始的口外四分之三面相。c. 两周前放置的微型钛板上挂第Ⅲ类弹性牵引的口内照

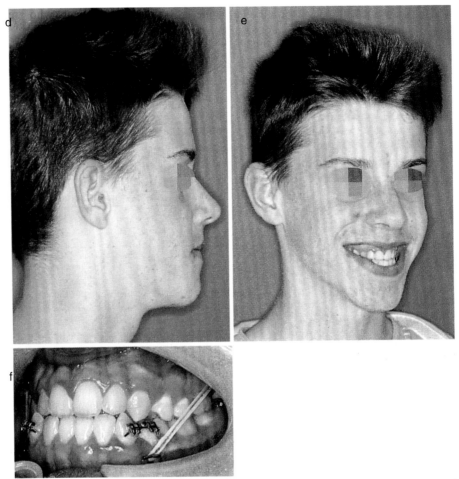

图 10.5（续） d. 治疗后 4 个月的口外侧貌。e. 治疗后四个月的口外四分之三面相。f. 治疗 4 个月后口内咬合状况改善。正在全天使用Ⅲ类弹性牵引

结 论

1. 如果能防止口腔组织受损，预防或显著降低未来矫正治疗的次数或严重程度，则建议进行Ⅲ类错𬌗畸形的阻断性矫治。

2. 由于未来生长的不可预测性，无法保证Ⅲ类错𬌗阻断性矫治的长效性。

3. 在决定任何阻断性矫治前，确定导致Ⅲ类切牙关系的病因非常重要。病因可能是牙性、功能性Ⅲ类（由于反𬌗引起下颌骨移位）或骨性。

4. 针对由于反𬌗导致的早期下前牙移位的治疗，如果在治疗结束时保持一定的深覆牙合可以更好维持治疗效果。同时如果患者依从性较好，会按照指示佩戴器械，那么治疗则更容易成功。

5. 简单的前牙反𬌗在混合牙列期可以通过可摘或固定矫治器成功矫治。

6.可以使用颏兜或功能性矫治器能够对Ⅲ类前牙关系进行矫治，但这些矫治器引起的矫形改变可能很少。

7.针对 10 岁以下、轻度至中度Ⅲ类错殆畸形、上颌骨后缩，均角或均角偏低的患者，采用前牵引面具进行阻断性矫治可以减少患者对未来正颌手术的需要。

8.骨支抗矫治器可能提供更多骨性改变的可能性，但针对这一领域还需要进行深入研究。

参考文献

[1] Ngan P, He H, Wilmes B. Chapter 4: Treatment in Class Ⅲ malocclusions in the growing patients// Orthodontic treatment of Class III malocclusions. Sharjah: Bentham Science Publishers Ltd, 2014: 61–115

[2] Fudalej P, Dragan M, Wedrychowska-Szulc B. Prediction of the outcome of orthodontic treatment of Class III malocclusions—a systematic review. Eur J Orthod, 2011,33:190–197.

[3] Wiedel A, Bondemark L. Fixed versus removable orthodontic appliances to correct anterior crossbite in the mixed dentition-a randomised controlled trial. Eur J Orthod,2015a,32(2):123–127.

[4] Wiedel A, Bondemark L. A randomized controlled trial of self-perceived pain, discomfort, and impairment of jaw function in children undergoing orthodontic treatment with fixed or removable appliances. Angle Orthod,2015b,86(2):324–330.

[5] Wiedel A, Bondemark L. Stability of anterior crossbite correction: a randomized controlled trial with a 2-year follow-up. Angle Orthod,2016,85(2):189–195.

[6] Wiedel A, Norlund A, Petren S,et al. A cost minimization analysis of early correction of anterior crossbite–a randomized controlled trial. Eur J Orthod,2016,38(2):140–145.

[7] Ulgen M, Firatli S. The effects of Frankel's function regulator on the Class III malocclusion. Am J Orthod,1994,105:561–567.

[8] Seehra J, Fleming PS, Mandall N, et al. A comparison of two different techniques for early correction of Class III malocclusion. Angle Orthod, 2012,82(1):96–101.

[9] Uner O, YuKsel S, Ucuncu N. Long-term evaluation after chin cup treatment. Eur J Orthod, 1995,17:135–141.

[10] Sugawara J, Asano T, Endo N, et al. Long-term effects of chin cup therapy on skeletal profile in mandibular prognathism. Am J Orthod Dentofac Orthop,1990,98:127–133.

[11] Watkinson S, Harrison JE, Furness S, et al. Orthodontic treatment for prominent lower front teeth (Class III malocclusion) in children. Cochrane Database Syst Rev,2013:Issue 9. Art. No.: CD003451. do:10.1002/14651858.CD003451.pub2.

[12] Liu W, Zhou Y, Wang X,et al. Effect of maxillary protraction with alternating rapid palatal expansion and constriction vs expansion alone in maxillary retrusive patients: a single center, randomized controlled trial. Am J Orthod Dentofacial Orthop,2015,148:641–651.

[13] Liou EJW. Toothborne orthopedic maxillary protraction in Class Ⅲ patients. J Clin Orthod,2005,39:68–75.

[14] Mandall N, Cousley R, Dibiase A,et al. Is early Class Ⅲ protraction facemask treatment effective? A multicentre, randomized, controlled trial: 15-month follow-up. J Orthod,2010,37:149–161.

[15] Mandall N, Cousley R, DiBiase A, et al. Early clas Ⅲ protraction facemask treatment reduces the need for orthognathic surgery: a multi-centre, two-arm parallel randomised, controlled trial. J Orthod, 2016, 43(3): 164–175.

[16] De Clerck HJ, Proffit WR. Growth modification of the face: a current perspective with emphasis on Class Ⅲ treatment. Am J Orthod Dentofac Orthop,2015,148:37–46.

第 11 章

后牙反𬌗的早期处理

Jayne E. Harrison

● 摘 要

　　本文描述了当前后牙反𬌗早期处理的依据。为了理解后牙反𬌗的治疗，本章中将对后牙反𬌗的定义、病因学和流行病学特点进行总结。现有证据在单侧后牙反𬌗影响和自发校正速率两方面有争议，因此需要进行长期的流行病学研究来继续监测。此外，随机对照试验较干预而言是有合理性。前者应有合理的方法、足够的说服力，并且考虑到参与者对治疗的看法和治疗经历进行结果记录。我们也应该汇报在单侧后牙反𬌗矫正病例随访过程中疗效保持稳定至恒牙列建𬌗的病例的比例。根据目前的证据，有理由对单侧后牙反𬌗下颌骨移位的患者进行早期正畸治疗。有一些不充分的证据表明，伴下颌骨移位的后牙反𬌗与颞下颌关节紊乱和咬合力减弱有关，单侧后牙反𬌗的儿童及青少年有一定程度的下颌骨不对称症状。随机对照试验表明，如果在混合牙列期进行治疗，治疗效果似乎是稳定的。选择的矫治器多为四角圈簧，因为其较替代治疗（如扩宽上腭或牙弓）更具成本效益及耐受性。

定义：后牙反𬌗

　　用于描述上下颌牙弓宽度不一致时咬合关系不正确的术语，单双侧均可发生。

颊侧反𬌗
上颌牙颊尖咬合于下颌牙颊尖的舌侧（图 11.1）。

舌侧反𬌗（锁𬌗）
下颌牙颊尖咬合于上颌牙腭尖的舌侧。

J.E. Harrison
University of Liverpool Dental Hospital, Liverpool, UK
e-mail: Jayne.Harrison@rlbuht.nhs.uk

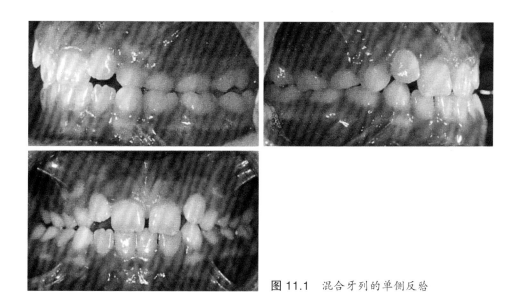

图 11.1　混合牙列的单侧反𬌗

病因学

当上颌骨和（或）上颌牙弓宽度比下颌骨和（或）下颌牙弓窄会导致后牙颊侧反𬌗。后牙反𬌗可以单侧或双侧发生，并且可以在从乳牙萌出至恒牙列建立的任何时间出现进展或改善[1-4]。

后牙反𬌗的原因尚不明确，可以由于骨性、软组织（如吞咽）[5]、牙性或呼吸因素[6-10]，也可由吮吸习惯（如吮指、吮奶嘴）[5,9,11-14]、人工／母乳喂养[15,16]、吞咽模式发展而来[5]。

流行病学

后牙颊侧反𬌗的发病率在不同时期的牙列中有所不同，乳牙列期的儿童发病率为2.4%~18%[14,17-21]，混合牙列期的发病率为 8.5%~15.1%[17,22-23]，早期恒牙列的发病率为 5.1~17.8%[17,22,24-25]。

相较于非洲或亚洲人种，白人儿童的发病率更高[22,26-27]。早期研究表明当恒牙萌出时大多数（50%~90%）后牙反𬌗在混合牙列期持续存在，仅少数儿童的错𬌗畸形能自我矫正[4,28]。瑞典最近的一项纵向研究发现，29 例 3 岁以下患有后牙反𬌗的儿童中有 24 例在 11.5 岁时自我矫正[17]。

并发症

功能性反𬌗与颞下颌关节紊乱（TMD）

如果上下颌牙列宽度不调，则不适应正常咬合。如果上下颌牙列大小存在差异以至于在下颌后退位（RCP）时有早接触，从 RCP 关闭到牙尖交错位（ICP）时通常（80%~97%）会导致下颌骨移位，从而引起后牙反𬌗[4,29]。多人的研究证实，在所有类型的错𬌗畸形中，后牙反𬌗通常伴有闭口偏斜，这增加了个体出现多种与其颞下颌关节和相关肌肉、内部关节盘有关的症状和体征的可能性[30]。然而，关于后牙反𬌗的因果关系及其对咀嚼系统的负面影响，许多作者没有发现任何联系。一些研究已经报道了后牙反𬌗与闭口型以及成年 TMD 之间的相关性。然而，TMD 的原因众多。尽管如此，对青少年和成人的研究表明，一些反𬌗的人发展为 TMD 的可能风险增加，并表现出更多的症状和体征[31-35]。另一方面，最近的一些关于后牙反𬌗与颞下颌关节紊乱病关联的研究，缺乏令人信服的证据[30,36-38]。

在近期的系统综述中，Iodice 等人[30]评价了后牙反𬌗、咀嚼肌疼痛及关节盘移位相关性的证据。他们对 1966 年到 2012 年中期的文献进行了完整地搜索，结果引用了2919 篇，其中 43 篇研究符合纳入标准，并被纳入了综述中。他们用 10 分的范围评估了研究质量，将分数分为高（9，10），中（6~8），低（0~5）。从表 11.1 可以看出，有相当数量的研究发现，后牙反𬌗与 TMD 的症状和体征之间以及那些尚未发现联系的因素之间的关联。他们注意到，那些发现反𬌗与 TMD 之间有联系的论文质量分数稍低，比那些没有发现联系的论文要陈旧，然而，对于 TMD 任何体征或症状的结论，文章质量上的差异在统计学上没有显著差异，并且他们使用的等级量表尚未被验证。

生长发育

后牙反𬌗的儿童偶尔会有疼痛或咀嚼的问题，然而，有人担心下颌持续闭口型异

表 11.1　后牙反𬌗与 TMD 症状及体征之间的关系

	与 TMD 有关				与 TMD 无关			
	所有文章			高质量(≥9)	所有文章			高质量(≥9)
	数量	平均分	95%CI	数量	数量	平均分	95%CI	数量
关节盘移位	15	5.5	6.6, 4.3	2	12	5.8	6.6, 5.0	1
咀嚼肌疼痛	9	5.6	6.7, 4.4	0	10	5.8	7.0, 4.6	0
TMD	9	5.6	6.5, 4.6	0	11	5.7	7.3, 5.0	1
总数	33			2	33			3

数据来源 Iodice et al.[30]

常可能会对牙齿及颌骨生长产生长期影响从而导致面部不对称。为了评估单侧后牙反殆（UPXB）与骨骼、牙齿和软组织不对称之间的关系，有关人员对相关文章进行了系统回顾，但是他们都发现了相互矛盾的证据[40-41]。

Talapaneni 和 Nuvvula[40] 找到了 15 篇相关文章，但 4 篇被排除在外，因为存在很高的偏倚风险，剩下 11 项研究用于评价，其中 6 篇被认为方法学质量低[42-46]，2 篇为中等质量[47,48]，3 篇为高质量[49-51]。在 Iodice 等人[41] 研究 UPXB 与骨骼不对称、肌电活动、咬合力、咀嚼肌厚度和咀嚼周期的关系，及额外的 45 项研究，通过使用他们先前开发的评分系统[30] 评估其方法学质量，得出 4 个高质量的研究（得分 9，10），39 个中等质量的研究（得分 6~8）和 6 个低质量的研究（得分 0~5）。

Talapaneni 和 Nuvvula[40] 所确定的研究证据表明下颌不对称与单侧后牙反殆移位有关，这与文章结果相互矛盾。虽然在幼儿和青少年中进行的 3 项研究表明单侧后牙反殆与下颌不对称性之间存在显著关联[43,48,49]，但另外 3 项研究未发现任何关联[45-46,50]。

类似地，有 4 项研究发现单侧后牙反殆与关节窝髁突不对称性相关[42-43,49,51]，而两项研究没有发现二者联系[45-46]。此外，他们找到了 3 个有关单侧后牙反殆之间的关联[48-50]（下颌骨位置不对称与颅底有关）的研究。总的来说，他们得出的结论是，没有证据支持以下观点，即患有单侧后牙反殆的儿童和青少年表现出某种程度的下颌不对称的迹象；然而，他们并不认为儿童时期未能纠正的单侧后牙反殆必然会导致以后生活中的不对称。应该指出的是，5 项研究报告参与者存在下颌骨位置不对称而非结构不对称。

类似地，Iodice 等人[41] 发现了 19 篇研究单侧后牙反殆与骨骼不对称性之间关系的论文，其中，没有高质量的文章（得分 9，10），中等质量有 16 篇（6~8 分），低质量有 3 篇（得分 < 5）。同样，单侧后牙反殆与不对称性的关联被分成两部分：12 项中等质量的研究，平均得分为 6.7，平均出版时间 7.1 年，发现有显著的关联[43,44,46,52-60]，而 7 项研究，平均得分为 6.2，平均出版时间 9 年，未发现有任何关联[34,45,61-65]。

总的来说，似乎有更多的研究报告了反殆和下颌不对称之间的联系，而非没有联系；然而，这可能是出版偏倚的反映。由于这些研究的总体质量中等，因此不能得出关于下颌不对称和后牙反殆的关联性的确切结论。

咀嚼肌的功能性改变

人们认为，由于后牙反殆的自发矫正是罕见的，功能性移位的长期影响会导致咀嚼肌改变[39]。这可以看作是有单侧反殆（UPXB）的儿童在休息期间、吞咽期间和（或）咀嚼[49,67]过程中的咬合力[66]和（或）肌肉的差异。咀嚼系统的功能变化已经可以通过肌电图（EMG）[67]以及患者的咬合力[68]和咀嚼性能[69]进行评估。

Andrade Ada 等人 [39] 和 Iodice 等人 [41] 对后牙反𬌗与肌电活动、咬合力、咀嚼周期等功能变化之间的关系进行了系统评价。Andrade Ada 等人 [39] 评估了方法学质量及分析的数据了从而确定的 494 篇文章中的 8 篇。他们使用从随机对照试验评估工具中得出的点量表来评估研究的质量 [70,71]。在这些研究中，1 篇被认为是高质量的 [67]，6 篇中等质量的 [49,66,68,72-74]，1 篇低质量的 [75]。Iodice 等 [41] 的搜索策略确定了来自 2184 项研究中的 45 项，他们使用先前开发的工具评估研究的质量 [30]。

肌电活动

Andrade Ada 等人 [39] 报告了两项研究，在静息时和吞咽、咀嚼或紧咬时评估肌电活动，以评估后牙反𬌗儿童组与对照组肌肉活动之间的差异 [49,67]。研究结果显示在静息或吞咽时后牙反𬌗儿童和咬合正常的儿童没有显著差异。然而，在咀嚼和咬合的过程中，他们观察到显著的差异，即在咬合侧颞前肌的活动更多，在咬合侧咬肌的活动减少。另一方面，Iodice 等人 [41] 报道了 11 项研究，这些研究调查了反𬌗和肌电活动的关系，所有这些都报道都显示两者之间存在着显著关联 [39,67,76-84]。因此，后牙反𬌗的儿童的肌电活动是不对称的；然而这并不一定是病理性的。

咬合力

研究人员在 6 项研究 [52,66,68,72-73,75] 中评估了咬合力，发现与正常咬合儿童相比，单侧后牙反𬌗儿童的最大咬合力显著降低，咬合接触次数显著减少。然而，这对日常生活的影响尚不清楚。

治 疗

大多数后牙反𬌗（PXB）的治疗都是为了扩大上牙弓，以便消除任何过早的接触，协调牙弓，防止功能障碍。矫治器包括四角圈簧 [85-89,104]、扩张弓 [86]、𬌗垫式扩弓 [85,87-90] 和上颌快速扩弓器，如 Hyrax 矫治器 [91-95] 和 Haas 矫治器 [92,94,96]，而其他治疗则针对后牙反𬌗的病因。例如，对于有呼吸问题的患者，可以提倡腺样体切除术，对于有吸吮习惯的患者，可以考虑破除不良习惯 [11]。此外，提倡去除导致早接触和下颌移位的任何咬合干扰，例如通过调磨 [4,97] 或添加嵌体 [87]。大多数治疗都用于牙齿发育的各个阶段，然而，年轻患者的配合度可能是一个问题，因此在混合牙列晚期至恒牙列早期进行治疗是比较恰当的。

后牙反𬌗的治疗已成为最近几项系统评价的主题 [98-101]。Zuccati 等人 [101] 和 Agostino 等人 [98] 仅对随机对照试验（RCTs）中的治疗进行评估，而 Zhou 等人 [100] 的评估对象为非随机临床试验中的治疗，而 Petrén 等人[99]评估对象包括设计有同期未治疗或正常样本对照的前瞻性和回顾性研究以及比较了至少两种治疗策略的临床对照试验和随机对照试验。尽管他们从诸多试验研究中挑选了几项，但大多数研究都存在严重的问题，包括因样本量小，偏倚和试验方法上的缺陷（包括缺乏盲选和随机化不足）这些因素导致的研究可信度不足。尽管如此，Zhou 等人[100]和 Agostino 等人[98]的研究说明在早期混合牙列（8~10 岁）中，四角圈簧矫治器可能比可摘式颌垫扩弓器在矫正后牙反殆和扩大儿童的磨牙间宽度方面更成功；颌垫式扩弓器在大约三分之一的病例中失效。在他们的综述中，Zhou 等人[100]得出结论，慢速上颌骨扩弓在扩弓方面比快速上颌骨扩骨更有效，但 Petren 等人[99]认为当时没有足够的证据可以提出任何确切的建议。表 11.2 列出了这些系统综述中包含的研究详情。

扩弓矫治器

使用固定或可摘矫治器可以实现上颌扩弓，并且扩张速度可慢可快。慢速扩弓以约每周 0.5mm 的速度进行，而快速扩弓以 0.5mm /d 的速度进行。似乎一旦纠正了反殆，就需要去保持颌骨的横向关系[88]。

固定矫治器

四角圈簧（图 11.2）

该矫治器通过带环固定在第一磨牙，带环与 0.9mm 不锈钢丝支架相连接，该矫治器包括四个螺旋簧——两个前部（与第一乳磨牙 / 前磨牙水平）和两个后部（第一恒磨牙远中）[102]。螺旋簧被定位在支架的内侧臂的两端，其在前部桥体上连续。根据需要，侧臂从磨牙带环延伸到第一前磨牙或尖牙。支架可以焊接到磨牙带环（图 11.2a）或插入到带环的腭侧管（图 11.2b）。根据前螺旋簧和后螺旋簧的激活量的不同，四角圈簧可以被激活，以相等或不同的方式扩弓。它通常以双侧牙齿宽度一半为扩宽量激活，用以慢速扩张。

弓丝扩弓：慢速扩弓

弓丝扩弓由直径 1.135mm（0.045 英寸）不锈钢圆丝弯制成，弓丝与患者牙弓的形状协调并展开，然后插入第一磨牙带环上的口外牵引管[86]。它通过颊面管近中的小外展弯远离固定矫治器的托槽。扩张弓丝的前部固定可以通过不锈钢结扎到中切牙托槽和（或）尖牙托槽的远中。两侧 5mm 的扩展激活弓丝，从而实现慢速扩张。

Hass 扩弓矫治器

这是一种牙齿 - 组织支持式扩弓矫治器，其使用带环固定到第一恒磨牙和第一前磨牙，还包括中线处的插孔螺旋器。插孔螺旋器通过 0.9mm 不锈钢丝连接到带环上，

表 11.2 后牙反𬌗治疗干预手段的研究评价

研究	年份	方法	受试者	干预	对照	结果	结论
Ingrevall[80]	1995	CCT	共35例，其中15例横腭杆（TPA），20例横腭杆+根颊向转矩（TPA+BRT）男17例，女18例，年龄6.75~15.9岁	扩弓TPA	扩弓TPA+根颊向转矩	反𬌗解除磨牙倾斜治疗时间	磨牙间距扩展，TPA：平均4.8mmIQR 1.3mm；TPA+转矩：5.7IQR 1.0mm
Lindner[97]	1989	CCT	共76例，每组38例，男35例，女41例，年龄平均4.3岁	调磨尖牙	未治疗	9岁时后牙反𬌗解除	调磨组38例中19例成功；对照组38例中6例成功
Sandikcioglu[89]	1997	CCT	共30例，每组10例，年龄6.6~8.9岁	1. 𬌗垫扩弓 2. 四角圈簧	1. 快速扩弓 2. 四角圈簧	牙齿及头影测量数据	磨牙间距扩展𬌗垫扩弓：3.6（标准差2.1），四角圈簧：5.1（标准差3.1），快速扩弓：5.4（标准差2.3）
Schneidman[95]	1990	CCT	50例。每组25例，男：23例，女：27例，年龄7~15岁	四点扩弓RME	两点扩弓RME	磨牙及尖牙间距扩展	组间无统计学差异
Tsarapatsani[105]（Linder1989和1986的16年随访）	1999	CCT	源于原始数据中的29例，男：11例，女：18例，年龄20岁	调磨尖牙	四角圈簧	反𬌗解除咀嚼肌运动不对称	29例中有2例（7%）：仍有后牙反𬌗矫正调磨组57%成功四角圈簧组60%成功
Tullberg[103]（Linder 1989和1986的随访16~19年）	2001	CCT	原始数据105例中的44例，男：18例，女：26例，年龄21岁	1. 调磨尖牙 2. 四角圈簧	未治疗	TMD症状及指征（S&S）	在TMD S&S组间无显著统计学差异
Asanza[91]	1997	RCT	14例，每组7例，男7例，女7例，年龄8.5~16岁	带环式Hyrax快速扩弓	粘接式Hyrax快速扩弓	磨牙间距扩展头影测量改变	磨牙间距扩展带环式：平均6mm粘接式：平均7mm
Garib[92]	2005	RCT	8例，每组4例均为男性，年龄11.4~13.9岁	牙-组织支持式RME	牙支持式RME	磨牙间距扩展后牙倾斜	磨牙间距扩展Hass平均8.1（标准差0.6）Hyrax平均8.2（标准差0.9）

续表

研究	年份	方法	受试者	干预	对照	结果	结论
Godoy[85]	2011	RCT	99 例，每组 33 例 男：41 例，女：58 例 年龄：8 岁	1. 四角圈簧 2. 𬌗垫式扩弓	未治疗	反𬌗解除，治疗时间，磨牙及尖牙间扩展	后牙反𬌗合的稳定性 - 复发 四角圈簧：33 例中 3 例成功 𬌗垫扩弓：33 例中 3 例成功 治疗时间 四角圈簧 4.24 个月（标准差 2.05） 颌垫式扩弓 6.12 个月（标准差 3.25）
Kilic[93]	2008	RCT	39 例，21 例，18 例固定 男：10 例，女：29 例 年龄：13.5	带环式 Hyrax RME	粘接式 Hyrax RME	磨牙间距扩展，磨牙倾斜	磨牙间距扩展 带环式：平均 6.7mm（标准差 1.99） 粘接式：平均 7.3mm（标准差 1.45）
Lagravere[105]	2010	RCT	62 例，20 例 TAME 21 例 BAME 21 例未治疗	1. 以牙为支抗的上颌扩弓器（TAME） 2. 以骨为支抗的上颌扩弓器（BAME）	未治疗	磨牙间距扩展 倾斜、疼痛	磨牙间距扩展 6 个月： Hyrax：平均 5.83mm（标准差 1.54） 骨弓：平均 5.75mm（标准差 1.98） 12 个月： Hyrax：平均 4.24mm（标准差 1.69） 骨弓：平均 4.03mm（标准差 1.49）
Lamparski[96]	2003	RCT	30 例，每组 15 例 男 15 例，女 15 例 年龄 6.6~14.6 岁	四点扩张 RME	两点扩张 RME	磨牙及尖牙间距扩展	磨牙间距扩展：未发现统计学差异 尖牙间扩展： 四点平均 3.03mm 两点平均 1.7mm
Lippold[106]	2013	RCT	82 例，40 例慢速扩弓，42 例 未治疗 男/女：不详 年龄：7.25 岁	粘接式 Hyrax 慢速扩弓器	未治疗	12 个月的上下颌测量结果	磨牙间距扩展 Hyrax：平均 5.1mm 对照：平均 0.8mm 尖牙间距扩展 Hyrax：平均 3.6mm 对照：平均 1mm

续表

研究	年份	方法	受试者	干预	对照	结果	结论
Martina[107]	2012	RCT	50例，23例慢速扩弓，27例快速扩弓 男：13例，女：13例 年龄：10岁	双带环慢速扩弓器	双带环快速扩弓器	磨牙间距扩展	磨牙间距扩展 慢速扩弓：平均6.3mm（标准差2.1） 快速扩弓：平均5.7mm（标准差1.6）
McNally[86]	2005	RCT	60例，每组30例 男：30例，女：30例 年龄：11~16岁	四角圈簧	𬌗垫式扩弓	12周的磨牙及尖牙间距扩展	磨牙间距扩展 四角圈簧：平均4.54mm（标准差1.27） 𬌗垫扩弓：平均5.09mm（标准差1.67） 尖牙间距扩展 四角圈簧：平均1.4mm（标准差1.75） 𬌗垫扩弓：平均2.12mm（标准差1.11）
						舒适	治疗开始时 四角圈簧：75%轻度不适，3.7%极度不适 𬌗垫扩弓：79%轻度不适，3.7%极度不适 1周后 四角圈簧：19.7%完全舒适 𬌗垫扩弓：51.9%舒适 止痛药 四角圈簧：21%服用止痛片 𬌗垫扩弓：37%服用止痛片
						外貌	四角圈簧：25%不喜欢外形 𬌗垫扩弓：70%不喜欢外形
Mossaz-Joelson[108]	1989	RCT	10例，每组5例 男：6例，女：4例 年龄：8.6~12岁	粘接型Minne扩弓器	带环式Minne扩弓器	磨牙间距扩展	粘接型：平均7.9mm（标准差1.5） 带环型：平均5.3mm（标准差1.9）
						尖牙间距扩展	粘接型：平均6.4mm（标准差1.1） 带环型：平均5.3mm（标准差1.9）

续表

研究	年份	方法	受试者	干预	对照	结果	结论
Oliveira[94]	2004	RCT	19 例, 9 例 Hass RME, 10 例 Hyrax RME 男 6 例, 女 13 例 年龄 7.3~14.6 岁	牙: 组织支持式 Hass RME	牙支持式 Hyrax RME	磨牙间距扩展 头影测量变量	磨牙间距扩展 Hass8.49mm（标准差 2.33） Hyrax3.73mm（标准差 2.64）
						治疗时间	治疗时间 Hass 平均 170.4d Hyrax 平均 159d
Oshagh[90]	2012	RCT	35 例, 25 例传统螺钉, 10 例弹簧螺钉 男 11 例, 女 24 例 年龄 8~14 岁	传统螺旋扩弓器	弹簧加力的螺旋扩弓器	磨牙及尖牙间距扩展 牙弓大小改变	磨牙间距扩展 传统型 1.09mm（标准差 1.16） 弹簧型 1.02mm（标准差 1.86）
						不舒适	从文献中未发现舒适度存在显著差异 – 未提供数据
Petren*[88]* Petren2008 续篇	2011	RCT	40 例, 每组 20 例, 男 14 例, 女: 21 例 年龄 13.5 岁 从 Petren2008 的 40 人中选取 30 例	四角圈簧	𬌗垫扩弓	磨牙间距扩展	四角圈簧平均 4.6mm（标准差 1.19） 𬌗垫扩弓平均 3.5mm（标准差 1.54） 嵌体平均 0.5mm（标准差 0.46） 对照组平均 0.4mm（标准差 0.43）
						尖牙间距扩展	四角圈簧平均 2mm（标准差 1.18） 𬌗垫扩弓平均 2.7mm（标准差 2） 嵌体平均 0.63mm（标准差 0.7） 对照组平均 0.3mm（标准差 0.25）
						治疗时间	四角圈簧平均 4.8 月（标准差 3.52） 𬌗垫扩弓平均 9.6 月（标准差 3.04）
						反𬌗解除	四角圈簧 19/20 𬌗垫扩弓 15/15
						磨牙间距扩展	四角圈簧平均 3.4mm（标准差 1.38） 𬌗垫扩弓平均 3.5mm（标准差 1.19）

续表

研究	年份	方法	受试者	干预	对照	结果	结论
						尖牙间距扩展-复发	四角圈簧平均3.2mm（标准差2.28）殆垫扩弓平均2.5mm（标准差1.68）
						反殆稳定性	复发 四角圈簧1/20 殆垫扩弓0/15
						磨牙间距扩展-复发	四角圈簧平均0.8mm（标准差1.7）殆垫扩弓平均0.4mm（标准差1.33）
						尖牙间距扩展-复发	四角圈簧平均0.4mm（标准差1.67）殆垫扩弓平均0.2mm（标准差1.09）
Ramoglu[109]	2010	RCT	RME17例，男：6例，女：11例 年龄：8.78岁，标准差1.21；SRME18例，男：7例，女：11例，年龄：8.63岁，标准差1.09	丙烯酸粘固式快速上颌扩弓（RME）	丙烯酸粘接式半快速上颌扩弓（SRME）	尖牙间距扩展	SRME5.13mm（标准差1.47）RME4.77mm（标准差1.53）
						磨牙间距扩展	SRME5.71mm（标准差1.66）RME5.11mm（标准差1.81）
Thilander[4]	1984	RCT	61例，33例调磨；±殆垫扩弓；28例未治疗 男：24例，女：37例 年龄：4~5年	调磨尖牙±殆垫扩弓	未治疗	在13岁时反殆解除	调磨只有9/33 调磨+殆垫扩弓17/24 对照组6/28
Weissheimer[107]	2011	RCT	33例，Hass18例，Hyrax15例 年龄：10.7；范围7.2~14.5岁	Hass RME	Hyrax RME	从CBCT中获取的骨性和牙性测量指标	磨牙殆向扩展 Hass7.70mm（标准误0.20）Hyrax7.90mm（标准误0.23） 磨牙根尖扩展 Hass2.15mm（标准误0.18）Hyrax3.14mm（标准误0.21）

引自
Tullberg M, Tsarapatsani P, Huggare J, et al. Long-term follow-up of early treatment of unilateral forced posterior crossbite with regard to temporomandibular disorders and associated symptoms. Acta Odontologica Scandinavica, 2011, 59(5):280–284
Tsarapatsani P, Tullberg M, Lindner A, et al. Long-term follow-up of early treatment of unilateral forced posterior cross-bite. Orofacial status, Acta Odontologica Scandinavica, 1999, 57(20):97–104

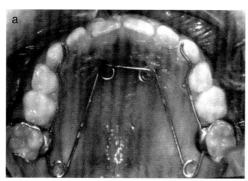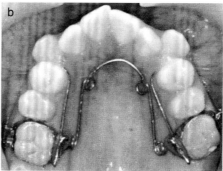

图 11.2　a. 固定式四角圈簧。b. 可摘式四角圈簧

该金属丝焊接在带环上并嵌入位于腭部的丙烯酸板上。扩张螺丝可以不同的速率激活扩弓，慢速（每周 0.5mm）或快速（0.5mm/d）。

Hyrax 型快速扩弓器

这是一种牙齿支持式扩弓矫治器，使用带环固定在第一恒磨牙和第一前磨牙上，并包括中线的螺旋扩大器。螺旋扩大器通过 0.9mm 不锈钢丝支架连接到带环上。支架焊接到带环内外侧；它被插入螺旋扩大器的近中管和远中管中。扩张螺杆可以不同的速率激活扩弓，缓慢（每周 0.5mm）或快速（0.5mm/d）（图 11.3）。

丙烯酸酯夹板

这种扩弓矫治器以"咬合板"的形式覆盖在颊部区域牙齿上，通过 0.9mm 不锈钢的金属支架和（或）覆盖上腭的丙烯酸板连接到中线螺旋扩大器。丙烯酸"咬合板"通过去除牙尖干扰释放咬合，并粘接或结合到牙齿上。它可以是牙齿支持式或牙齿 – 组织支持式，这取决于腭盖被丙烯酸覆盖的程度。螺旋扩大器可以以不同的速率激活

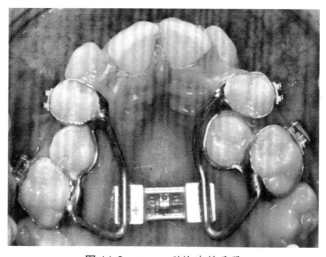

图 11.3　Hyrax 型快速扩弓器

扩弓，慢速（每周 0.5mm/）或快速（0.5mm/d）。

Minne 扩张器

该矫治器与牙支持丙烯酸扩张器相似，但是使用弹簧加载的螺钉（Minne 扩张器）。矫治器使用带环固定在第一恒磨牙和第一前磨牙上，再通过焊接使螺钉的颊部和腭部连接体连接。转动压缩弹簧的螺帽从而激活矫治器。

可摘矫治器

上颌可摘矫治器

这种矫治器通过第一恒磨牙和第一前磨牙或乳磨牙上使用 Adam 卡环固位。它们通过完整的腭板连接，在分开的丙烯酸底板中嵌入了中线螺旋扩弓器用以激活螺旋扩弓器，使其慢速扩弓（每周 0.5mm）。

研究启示

鉴于目前的证据，笔者认为有必要进行进一步研究：

• 由于证据相互矛盾，研究者需要进行长期流行病学研究监测单侧后牙反𬌗（UPXB）的影响和自发矫正率。

• 比较竞争性干预措施效果的随机对照试验具有以下特点：

– 方法合理

– 证据充分

– 记录考虑参与者的观点和治疗经验的结果

– 报告 UPXB 得到纠正并在随访期间保持稳定的病例比例

– 随访患儿，直到他们的恒牙列建立

根据目前的证据：

• 笔者建议早期正畸治疗伴下颌移位的单侧后牙反𬌗，因为：

– 有一些弱证据表明，伴下颌位移的后牙反𬌗与颞下颌功能紊乱和咬合力减弱有关，UPXB 儿童和青少年表现出一定程度的下颌骨不对称症状。

– 在混合牙列期进行治疗似乎是稳定的。

• 笔者主张使用四角圈簧，因为证据表明它的治疗速度更快；比其他替代品（腭板扩弓或弓丝扩弓）更具成本效益且耐受性更佳。

后牙反𬌗治疗筛选法

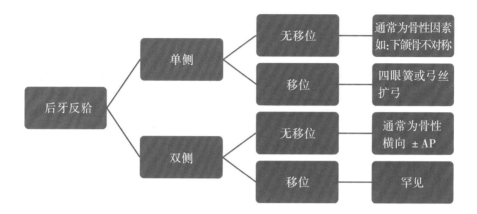

参考文献

[1] Heikinheimo K, Salmi K, Myllarniemi S. Long term evaluation of orthodontic diagnosis made at the ages of 7 and 10 years. Eur J Orthod,1987,9:151–159.

[2] Kurol J, Berglund L. Longitudinal and cost-benefit analysis of the effect of early treatment of posterior cross-bites in the primary dentition. Eur J Orthod,1992,14:173–179.

[3] Leighton BC. The early development of cross-bites. Dent Pract,1966,17:145–152.

[4] Thilander B, Wahlund S, Lennartsson B. The effect of early interceptive treatment in children with posterior cross-bite. Eur J Orthod,1984,6:25–34.

[5] Melsen B, Stensgaard K, Pedersen J. Sucking habits and their influence on swallowing pattern and prevalence of malocclusion. Eur J Orthod,1979,1(4):271–280.

[6] Bresolin D, Shapiro PA, Shapiro GG,et al. Mouth breathing in allergic children: its relationship to dentofacial development. Am J Orthod,1983,83:334–440.

[7] Cheng M-C, Enlow DH, Papsidero M, et al. Developmental effects of impaired breathing in the face of the growing child. Angle Orthod, 1988,58: 309–320.

[8] Hannuksela A, Väänänen A. Predisposing factors for malocclusion in 7-year-old children with special reference to atopic diseases. Am J Orthod Dentofacial Orthop,1987,92(4):299–303.

[9] Linder-Aronson S. Adenoids. Their effect on mode of breathing and nasal airflow and their relationship to characteristics of the facial skeleton and the denition. A biometric, rhinomanometric and cephalometro-radiographic study on children with and without adenoids. Acta Otolaryngol Suppl,1970,265:1–132.

[10] Subtelny JD. Oral respiration: facial maldevelopment and corrective dentofacial orthopedics. Angle Orthod,1980,50:147–164.

[11] Borrie FR, Bearn DR, Innes NP, et al. Interventions for the cessation of nonnutritive sucking habits in children. Cochrane Database Syst Rev,2015,(3):CD008694.

[12] Doğramacı EJ, Rossi-Fedele G. Establishing the association between nonnutritive sucking behavior and malocclusions: a systematic review and meta-analysis. J Am Dent Assoc,2016,147:926–934.e6.

[13] Infante PF. An epidemiologic study of finger habits in preschool children, as related to malocclusion, socioeconomic status, race, sex, and size of community. ASDC J Dent Child,1976,43(1):33–38.

[14] Modeer T, Odenrick L, Lindner A. Sucking habits and their relationship to posterior crossbites in 4-year-old children. Scand J Dent Res, 1982,90:323–328.

[15] Ogaard B, Larsson E, Lindsten R. The effects of sucking habits, cohort, sex, intercanine arch widths, and breast or bottle feeding on posterior crossbite in Norwegian and Swedish 3-year-old children. Am J Orthod Dentofacial Orthop,1994,106:161–166.

[16] Abreu LG, Paiva SM, Pordeus IA, et al. Breastfeeding, bottle feeding and risk of malocclusion in mixed and permanent dentitions: a systematic review. Braz Oral Res,2016,30(1):e22.

[17] Dimberg L, Lennartsson B, Arnrup K, et al. Prevalence and change of malocclusions from primary to early permanent dentition: a longitudinal study. Angle Orthod, 2015,85(5):728–734.

[18] Holm AK. Oral health in 4-year-old Swedish children. Community Dent Oral Epidemiol,1975a,3(1):25–33.

[19] Holm AK. Oral health in 5-year-old Swedish children. Community Dent Oral Epidemiol,1975b:3(4):184–189. PubMed PMID: 1056827.

[20] Köhler L, Holst K. Malocclusion and sucking habits of four-year-old children. Acta Paediatr Scand,1973 Jul,62(4):373–379.

[21] Tschill P, Bacon W, Sonko A. Malocclusion in the deciduous dentition of Caucasian children. Eur J Orthod,1997,19(4):361–367.

[22] Brunelle JA, Bhat M, Lipton JA. Prevalence and distribution of selected occlusal characteristics in the US population, 1988-1991. J Dent Res,1996,75:Spec No:706-13.

[23] Thilander B, Myrberg N. The prevalence of malocclusion in Swedish schoolchildren. Scand J Dent Res,1973,81(1):12–21.

[24] Corruccini RS. An epidemiologic transition in dental occlusion in world populations. Am J Orthod, 1984 Nov,86(5):419–426.

[25] Foster TD, Day AJ. A survey of malocclusion and the need for orthodontic treatment in a Shropshire school population. Br J Orthod, 1974,1(3):73–78.

[26] Infante PF. Malocclusion in the deciduous dentition in white, black, and Apache Indian children. Angle Orthod, 1975,45(3):213–218.

[27] Malandris M, Mahoney EK. Aetiology, diagnosis and treatment of posterior cross-bites in the primary dentition. Int J Paediatr Dent, 2004,14(3):155–066.

[28] Kutin G, Hawes RR. Posterior cross-bites in the deciduous and mixed dentitions. Am J Orthod,1969,56(5):491–504.

[29] Schröder U, Schröder I. Early treatment of unilateral posterior crossbite in children with bilaterally contracted maxillae. Eur J Orthod,1984,6(1):65–69.

[30] Iodice G, Danzi G, Cimino R,et al. Association between posterior crossbite, masticatory muscle pain, and disc displacement: a systematic review. Eur J Orthod,2013,35(6):737–744.

[31] Egermark-Eriksson I, Carlsson GE, Magnusson T, et al. A longitudinal study on malocclusion in relation to signs and symptoms of cranio-mandibular disorders in children and adolescents. Eur J Orthod, 1990,12:399–407.

[32] McNamara JA Jr, Turp JC. Orthodontic treatment and temporomandibular disorders: is there a relationship? J Orofac Orthop, 1997,58:74–89.

[33] Ninou S, Stephens C. The early treatment of posterior crossbites: a review of continuing controversies. Dent Update,1994,21:420–426.

[34] O'Bryn BL, Sadowsky C, Schneider B, et al. An evaluation of mandibular asymmetry in adults with unilateral posterior crossbite. Am J Orthod Dentofacial Orthop,1995,107:394–400.

[35] Pullinger AG, Seligman DA, Gornbein JA. A multiple logistic regression analysis of the risk and relative odds of temperomandibular disorders as a function of common occlusal factors. J Dent Res, 1993,72:968–979.

[36] Gesch D, Bernhardt O, Kirbschus A. Association of malocclusion and functional occlusion with temporomandibular disorders (TMD) in adults: a systematic review of population-based studies. Quintessence

Int,2004,35(3):211–221.

[37] Thilander B, Bjerklin K. Posterior crossbite and temporomandibular disorders (TMDs): need for orthodontic treatment? Eur J Orthod,2012,34(6):667–673.

[38] Thilander B, Rubio G, Pena L, et al. Prevalence of temporomandibular dysfunction and its association with malocclusion in children and adolescents: an epidemiologic study related to specified stages of dental development. Angle Orthod,2002,72(2):146–154.

[39] Andrade Ada S, Gameiro GH, Derossi M, et al. Posterior crossbite and functional changes. A systematic review. Angle Orthod,2009,79(2):380–386.

[40] Talapaneni AK, Nuvvula S. The association between posterior unilateral crossbite and craniomandibular asymmetry: a systematic review. J Orthod,2012,39:279–291.

[41] Iodice G, Danzi G, Cimino R, et al. Association between posterior crossbite, skeletal, and muscle asymmetry: a systematic review. Eur J Orthod, 2016,38:638–651.

[42] Hesse KL, Artun J, Joondeph DR, et al. Changes in condylar position and occlusion associated with maxillary expansion for correction of functional unilateral posterior crossbite. Am J Orthod Dentofacial Orthop,1997,111:410–418.

[43] Kilic N, Kiki A, Oktay H. Condylar asymmetry in unilateral posterior crossbite patients. Am J Orthod Dentofacial Orthop, 2008a,133:382–387.

[44] Langberg BJ, Arai K, Miner RM. Transverse skeletal and dental asymmetry in adults with unilateral lingual posterior crossbite. Am J Orthod Dentofacial Orthop, 2005,127:6–15.

[45] Uysal T, Sisman Y, Kurt G, et al. Condylar and Ramal vertical asymmetry in unilateral and bilateral posterior crossbite patients and normal occlusion sample. Am J Orthod Dentofacial Orthop,2009,136:37–43.

[46] Veli I, Uysal T, Ozer T, et al. Mandibular asymmetry in unilateral and bilateral posterior crossbite patients using cone-beam computed tomography. Angle Orthod, 2011,81:966–974.

[47] Pirttiniemi P, Kantomaa T, Lahtela P. Relationship between craniofacial and condyle path asymmetry in unilateral cross bite patients. Eur J Orthod, 1990,12:408–413.

[48] Schmid W, Mongini F, Felisio A. A computer based assessment of structural and displacement asymmetries of the mandible. Am J Orthod Dentofacial Orthop, 1991,100:19–34.

[49] Kecik D, Kocadereli I, Saatci I. Evaluation of the treatment changes of functional posterior crossbite in the mixed dentition. Am J Orthod Dentofacial Orthop,2007,131:202–215.

[50] Lam PH, Sadowsky C, Omerza F. Mandibular asymmetry and condylar position in children with unilateral posterior crossbite. Am J Orthod Dentofacial Orthop,1999,115:569–575.

[51] Lippold C, Hoppe G, Moiseenko T,et al. Analysis of condylar differences in functional unilateral posterior crossbite during early treatment – a randomized clinical study. J Orofac Orthop,2008,69:283–296.

[52] Castelo PM, Pereira LJ, Andrade AS,et al. Evaluation of facial asymmetry and masticatory muscle thickness in children with normal occlusion and functional posterior crossbite. Minerva Stomatol, 2010,59:423–430.

[53] Ferro F, Spinella P, Lama N. Transverse maxillary arch form and mandibular asymmetry in patients with posterior unilateral crossbite. Am J Orthod Dentofacial Orthop,2011,140:828–838.

[54] Kasimoglu Y, Tuna EB, Rahimi B, et al. Condylar asymmetry in different malocclusion types. Cranio, 2015,33:10–14.

[55] Kiki A, Kiliç N, Oktay H. Condylar asymmetry in bilateral posterior crossbite patients. Angle Orthod, 2007,77:77–81.

[56] Kusayama M, Motohashi N, Kuroda T. Relationship between transverse dental anomalies and skeletal asymmetry. Am J Orthod Dentofacial Orthop,2003,123:329–337.

[57] Pirttiniemi P, Raustia A, Kantomaa T, et al. Relationships of bicondylar position to occlusal asymmetry.

Eur J Orthod,1991,13:441–445.

[58] Primozic J, Ovsenik M, Richmond S, et al. Early crossbite correction: a threedimensional evaluation. Eur J Orthod,2009,31:352–326.

[59] Primozic J, Perinetti G, Richmond S, et al. Three-dimensional evaluation of facial asymmetry in association with unilateral functional crossbite in the primary, early, and late mixed dentition phases. Angle Orthod, 2013,83:253–258.

[60] Takada J, Miyamoto JJ, Yokota T, et al. Comparison of the mandibular hinge axis in adult patients with facial asymmetry with and without posterior unilateral crossbite. Eur J Orthod,2015,37:22–27.

[61] Abad-Santamaría L, López-de-Andrés A, Jiménez-Trujillo I, et al. Effect of unilateral posterior crossbite and unilateral cleft lip and palate on vertical mandibular asymmetry. Ir J Med Sci,2014,183:357–362.

[62] Cohlmia JT, Ghosh J, Sinha PK, et al. Tomographic assessment of temporomandibular joints in patients with malocclusion. Angle Orthod,1996,66:27–35.

[63] Halicioglu K, Celikoglu M, Yavuz I, et al. An evaluation of condylar and ramal vertical asymmetry in adolescents with unilateral and bilateral posterior crossbite using cone beam computed tomography (CBCT). Aust Orthod J,2014,30:11–18.

[64] Pellizoni SE, Salioni MA, Juliano Y, et al. Temporomandibular joint disc position and configuration in children with functional unilateral posterior crossbite: a magnetic resonance imaging evaluation. Am J Orthod Dentofacial Orthop.,2006,129:785–793.

[65] van Keulen C, Martens G, Dermaut L. Unilateral posterior crossbite and chin deviation: is there a correlation? Eur J Orthod,2004,26:283–288.

[66] Sonnesen L, Bakke M, Solow B. Bite force in pre-orthodontic children with unilateral crossbite. Eur J Orthod,2001,23(6):741–749.

[67] Alarcón JA, Martín C, Palma JC. Effect of unilateral posterior crossbite on the electromyographic activity of human masticatory muscles. Am J Orthod Dentofacial Orthop,2000,118(3):328–334.

[68] Sonnesen L, Bakke M. Bite force in children with unilateral crossbite before and after orthodontic treatment. A prospective longitudinal study. Eur J Orthod,2007,29(3):310–313.

[69] Magalhães IB, Pereira LJ, Marques LS, et al. The influence of malocclusion on masticatory performance. A systematic review. Angle Orthod,2010,80(5):981–987.

[70] Antczak AA, Tang J, Chalmers TC. Quality assessment of randomized control trials in dental research. I Methods. J Periodontal Res,1986,21(4):305–314.

[71] Jadad AR, Moore RA, Carroll D, et al. Assessing the quality of reports of randomized clinical trials: is blinding necessary? Control Clin Trials,1996 Feb,17(1):1–12.

[72] Castelo PM, Gavião MB, Pereira LJ, et al. Masticatory muscle thickness, bite force, and occlusal contacts in young children with unilateral posterior crossbite. Eur J Orthod,2007,29(2):149–156.

[73] Rentes AM, Gavião MB, Amaral JR. Bite force determination in children with primary dentition. J Oral Rehabil,2002,29(12):1174–1180.

[74] Vanderas AP, Papagiannoulis L. Multifactorial analysis of the aetiology of craniomandibular dysfunction in children. Int J Paediatr Dent, 2002,12(5):336–346.

[75] Sonnesen L, Bakke M, Solow B. Malocclusion traits and symptoms and signs of temporomandibular disorders in children with severe malocclusion. Eur J Orthod,1998,20(5):543–559.

[76] Alarcon JA, Martín C, Palma JC, et al. Activity of jaw muscles in unilateral cross-bite without mandibular shift. Arch Oral Biol,2009,54:108–114.

[77] Andrade Ada S, Gavião MB, Gameiro GH, et al. Characteristics of masticatory muscles in children with unilateral posterior crossbite. Braz Oral Res,2010,24:204–210.

[78] Ciavarella D, Monsurrò A, Padricelli G, et al. Unilateral posterior crossbite in adolescents: surface electromyographic evaluation. Eur J Paediatr Dent,2012,13:25–28.

[79] Ferrario VF, Sforza C, Serrao G. The influence of crossbite on the coordinated electromyographic activity of human masticatory muscles during mastication. J Oral Rehabil,1999,26:575–581.

[80] Ingervall B, Thilander B. Activity of temporal and masseter muscles in children with a lateral forced bite. Angle Orthod,1975,45:249–258.

[81] Moreno I, Sánchez T, Ardizone I,et al. Electromyographic comparisons between clenching, swallowing and chewing in jaw muscles with varying occlusal parameters. Med Oral Patol Oral Cir Bucal,2008,13: E207–213.

[82] Piancino MG, Farina D, Talpone F, et al. Muscular activation during reverse and non-reverse chewing cycles in unilateral posterior crossbite. Eur J Oral Sci,2009,117:122–128.

[83] Tecco S, Tetè S, Festa F. Electromyographic evaluation of masticatory, neck, and trunk muscle activity in patients with posterior crossbites. Eur J Orthod, 2010,32:747–752.

[84] Woźniak K, Szyszka-Sommerfeld L, Lichota D. The electrical activity of the temporal and masseter muscles in patients with TMD and unilateral posterior crossbite. Biomed Res Int,2015,2015:1–7.

[85] Godoy F, Godoy-Bezerra J, Rosenblatt A. Treatment of posterior crossbite comparing 2 appliances: a communitybased trial. Am J Orthod Dentofacial Orthop,2011,139:e45–52.

[86] McNally MR, Spary DJ, Rock WP. Randomized controlled trial comparing the quad-helix and the expansion arch for the correction of crossbite. J Orthod,2005,32(1):29–35.

[87] Petrén S, Bondemark L. Correction of unilateral posterior crossbite in the mixed dentition: a randomized controlled trial. Am J Orthod Dentofacial Orthop, 2008,133:790.e7–13.

[88] Petrén S, Bjerklin K, Bondemark L. Stability of unilateral posterior crossbite correction in the mixed dentition: a randomised clinical trial with a 3-year follow-up. Am J Orthod Dentofacial Orthop, 2011, 139:e73–81.

[89] Sandikçioğlu M, Hazar S. Skeletal and dental changes after maxillary expansion in the mixed dentition. Am J Orthod Dentofacial Orthop, 1997,111(3):321–327.

[90] Oshagh M, Momeni Danaei S, Hematiyan MR, . Comparison of dental arch changes and patients' discomforts between newly designed maxillary expansion screw and slow expansion procedures. J Denti Shiraz Univ Med Sci, 2012,13(3):110–119.

[91] Asanza S. Comparison of Hyrax and bonded expansion appliances. Angle Orthod,1997,67(1):15–22.

[92] Garib DG, Henriques JF, Janson G, et al. Rapid maxillary expansion – tooth tissue-borne versus tooth-borne expanders: a computed tomography evaluation of dentoskeletal effects. Angle Orthod,2005,75(4): 548–557.

[93] Kilic N, Kiki A, Oktay H. A comparison of dentoalveolar inclination treated by two palatal expanders. Eur J Orthod,2008b,30(1):67–72.

[94] Oliveira NL, Da Silveira AC, Kusnoto B, et al. Three dimensional assessment of morphologic changes of the maxilla: a comparison of 2 kinds of palatal expanders. Am J Orthod Dentofacial Orthop, 2004,126(3):354–362.

[95] Schneidman E, Wilson S, Erkis R. Two-point rapid palatal expansion: an alternate approach to traditional treatment. Pediatr Dent, 1990,12(2):92–97.

[96] Lamparski DG Jr, Rinchuse DJ, Close JM, et al. Comparison of skeletal and dental changes between 2-point and 4-point rapid palatal expanders. Am J Orthod Dentofacial Orthop,2003,123(3):321–328.

[97] Lindner A. Longitudinal study on the effect of early interceptive treatment in 4-year-old children with unilateral cross-bite. Scand J Dent Res,1989,97(5):432–438.

[98] Agostino P, Ugolini A, Signori A, et al. Orthodontic treatment for posterior crossbites. Cochrane Database Syst Rev,2014(8):CD000979.

[99] Petrén S, Bondemark L, Söderfeldt B. A systematic review concerning early orthodontic treatment of unilateral posterior crossbite. Angle Orthod,2003,73(5):588–596.

[100] Zhou Y, Long H, Ye N, et al. The effectiveness of non-surgical maxillary expansion: a meta-analysis. Eur J Orthod,2014,36(2):233–242.

[101] Zuccati G, Casci S, Doldo T, et al. Expansion of maxillary arches with crossbite: a systematic review of RCTs in the last 12 years. Eur J Orthod, 2013,35(1):29–37.

[102] Birnie DJ, McNamara TG. The quadhelix appliance. Br J Orthod,1980,7(3):115–120.

[103] Tullberg M, Tsarapatsani P, Huggare J, et al. Long-term follow-up of early treatment of unilateral forced posterior crossbite with regard to temporomandibular disorders and associated symptoms. Acta Odontologica Scandinavica, 2011,59(5):280–284.

[104] Tsarapatsani P, Tullberg M, Lindner A, et al. Long-term follow-up of early treatment of unilateral forced posterior cross-bite. Orofacial status,. Acta Odontologica Scandinavica,1999,57(20):97–104,

[105] Lagravere MO, Carey J, Heo G, et al. Transverse, vertical, and anteroposterior changes from boneanchored maxillary expansion vs traditional rapid maxillary expansion: a randomized clinical trial. Am J Orthod Dentofacial Orthop,2010,137(3):304.

[106] Lippold C, Stamm T, Meyer U, et al. Early treatment of posterior crossbite – a randomised clinical trial. Trials, 2013,14:20.

[107] Martina R, Cioffi I, Farella M, et al. Transverse changes determined by rapid and slow maxillary expansion. A low-dose CT-based randomised controlled trial. Orthod Craniofac Res,2012,15:159–168.

[108] Mossaz-Joelson K, Mossaz C. Slow maxillary expansion: a comparison between bonded and banded appliances. Eur J Orthod, 1989,11:67–76.

[109] Ramoglu SI, Sari Z. Maxillary expansion in the mixed dentition: rapid or semi-rapid? Eur J Orthod, 2010,32:11–18.

[110] Weissheimer A, de Menezes LM, Mezomo M, et al.Immediate effects of rapidmaxillary expansion with Haas-type and hyrax-type expanders: a randomized clinical trial. Am J Orthod Dentofacial Orthop, 2011, 140(3):366–376.